大型药学知识普及丛书

药,你用对了吗

——高血压用药

总主编　许杜娟

主　编　夏　泉

科学出版社

北　京

内 容 简 介

全书以通俗易懂的语言，从药师视角简要概述了高血压定义、分类、发病原因、临床表现、治疗选择、治疗目标和预后。重点介绍了高血压治疗的常用药物、特殊剂型抗高血压药正确使用方法、药物配伍与联合用药、特殊人群用药指导等，并充分结合实际用药案例，阐述了常见用药误区和不适宜的用药方法及对应的处理方式。最后以问答形式解答了药物治疗过程中常见、容易忽视及重点关注的用药问题，以促进广大高血压患者合理用药、提高药物治疗效果、减少药品不良反应。

本书既可以作为高血压患者的用药参考书籍，也可以作为广大医务工作者（特别是基层医务工作者）的参考书籍，还可作为普通读物以帮助公众加强高血压的防治认知。

图书在版编目（CIP）数据

药，你用对了吗.高血压用药 / 夏泉主编. — 北京：科学出版社，2018.10
（大型药学知识普及丛书 / 许杜娟总主编）
ISBN 978-7-03-058964-4

Ⅰ. ①药… Ⅱ. ①夏… Ⅲ. ①高血压－用药法 Ⅳ. ①R452

中国版本图书馆CIP数据核字（2018）第222565号

责任编辑：闵　捷　周　倩
责任印制：黄晓鸣 / 封面设计：殷　靓

科 学 出 版 社 出版
北京东黄城根北街 16 号
邮政编码：100717
http:// www.sciencep.com
南京展望文化发展有限公司排版
广东虎彩云印刷有限公司印刷
科学出版社发行　各地新华书店经销

*

2018 年 10 月第　一　版　开本：890×1240　1/32
2021 年 2 月第七次印刷　印张：3 1/8
字数：71 000

定价：30.00 元
（如有印装质量问题，我社负责调换）

大型药学知识普及丛书
总编辑委员会

总主编

许杜娟

副总主编

夏　泉　沈爱宗

成　员

（按姓氏笔画排序）

《药,你用对了吗——高血压用药》
编辑委员会

主 编
夏 泉

副主编
张 勇

编 委
（按姓氏笔画排序）

方先骏　任刘丽　江 佳　孙 立　杨昭毅

吴 妍　张 勇　赵亚子　夏 泉　黄 燕

写给读者的话

亲爱的读者：

您好！感谢您从浩瀚的图书中选择了"大型药学知识普及丛书"。

每个人可能都有用药的经历，用药时可能会有疑惑，这药是否能治好我的病？不良反应严重吗？饭前吃还是饭后吃？用药后应该注意些什么？当然您可以问医生，但医生太忙，不一定有时间及时帮您解答；您也可以看说明书，可说明书专业术语多，太晦涩，不太好懂。怎么办？于是我们组织多家三甲医院的临床药师及医生共同编写了本丛书，与您谈谈用药的问题。

药品是指用于预防、治疗、诊断人的疾病，有目的地调节人的生理功能并规定有适应证或者功能主治、用法和用量的物质。但药品具有两重性，其作用是一分为二的，用药之后既可产生防治疾病的有益作用，亦会产生与防治疾病无关甚至对机体有毒性的作用，即通常所说的"是药三分毒"。因此，如何合理地使用药品，从而发挥良好的治疗作用，避免潜在的毒副作用，是所有服用药品的患者所关心的问题，也是撰写本丛书的出发点。

本丛书选择了临床上需要通过长期药物治疗的常见病、多发病,首先对疾病的症状、病因、发病机制作简要的概述,让您对疾病有基本的了解;其次介绍了治疗该疾病的常用药物,各种药物的药理作用、临床应用、不良反应;最后我们根据多年临床经验及对患者用药问题的调研将患者用药过程中存在的疑惑,以问答的形式解惑答疑。此外,文中还列举了临床上发生的典型案例,说明正确使用药品的重要性。

本丛书涵盖的疾病用药知识全面系统,且通俗易懂。广大患者可以从本丛书中找到自己用药疑问的答案。本丛书对药师来说,也是很有价值的参考书。

许杜娟

2018年6月6日

如何阅读本书

本书是"大型药学知识普及丛书"的一册——《药，你用对了吗——高血压用药》，分为三部分：第一部分为疾病概述，简要介绍了高血压的定义、分类、发病原因、临床表现、治疗选择和预后，使读者对高血压进行初步了解和认识。第二部分为药物治疗，列表介绍了高血压的治疗目标和常用药物，包括药物的适应证、禁忌证、不良反应、用药时间、贮存条件等。并就缓释剂型的抗高血压药的正确使用、药物配伍与联合用药、药物与饮食进行了详细阐述。还对不同人群进行了用药指导。此外，通过存在用药误区的6个用药案例，详细阐述了高血压患者在药物治疗过程中容易发生的不合理用药现象及可能带来的危害，旨在告知读者应规避类似错误，以达到提高药物疗效及用药安全性的目标。第三部分为用药常见问题解析，以问答形式解答了高血压药物治疗过程中常见用药问题及应对措施等。建议读者根据自身情况，简单阅读疾病概述部分，重点阅读药物治疗部分，尤其是本人所用药物的禁忌证、服用时间、不良反应、贮存条件等，以掌握所服药物的正确使用方法。用药案例部分为代表性的用药误区问题，建议读者认真阅读，以避免类似问题发生。最后用药常见问题解析部分，可为读者解除日常用药中遇到的一些困惑,建议仔细阅读。

　　此外,考虑到读者自身情况各有不同,且同一药品也有多个生产厂家,使用要求也略有不同,各位读者不可简单照搬本书中的使用方法,请谨遵医嘱用药,并在用药前仔细阅读药品说明书,以确保用药安全。

夏　泉

目　录

第一部分　疾病概述

概述

　　高血压是指在未使用抗高血压药情况下,至少2次非同日静息状态下,收缩压≥140毫米汞柱(mmHg)和/或舒张压≥90毫米汞柱。

　　按血压水平可将高血压分为1、2、3级(表1),收缩压≥140毫米汞柱和舒张压<90毫米汞柱单列为单纯性收缩期高血压。患者既往有高血压史,目前正在服用抗高血压药,血压虽低于140/90毫米汞柱,也诊断为高血压。

表1 血压水平的定义与分级

类　别	收缩压(mmHg)		舒张压(mmHg)
正常血压	<120	和	<80
正常高值	120～139	和/或	80～89
高血压	≥140	和/或	≥90
1级高血压(轻度)	140～159	和/或	90～99
2级高血压(中度)	160～179	和/或	100～109
3级高血压(重度)	≥180	和/或	≥110
单纯收缩期高血压	≥140	和	<90

注: 若患者的收缩压与舒张压分属不同的级别时,则以较高的分级为准。单纯收缩期高血压也可按照收缩压水平分为1、2、3级。

随着社会经济的发展和居民生活方式的改变,慢性非传染性疾病(简称"慢性病")已成为影响我国乃至全球居民健康的重大公共卫生问题,而高血压是患病率较高的慢性病之一,也是心脑血管疾病最重要的危险因素。《中国居民营养与慢性病状况报告(2015)》显示:我国18岁及以上居民高血压患病率为25.2%,男性高于女性,城市高于农村,估计我国成人高血压患者约有2.7亿,同时高血压呈年轻化趋势;在我国,2010年,儿童高血压患病率为14.5%,且随年龄增加呈上升趋势;我国成人高血压患病知晓率仅46.5%,治疗率仅41.1%,控制率仅13.8%。高血压危险因素(如吸烟、过量饮酒、高盐和高脂食物摄入、活动不足、超重和肥胖及总胆固醇升高等)在人群中普遍存在,并且不断升高或居高不下,成为高血压、心肌梗死和脑卒中等心脑血管疾病的潜在威胁。

分类

高血压可分为原发性高血压和继发性高血压两大类。原发性高血压占高血压的95%。其中原发性高血压的诊断须排除继发高血压的原因,如肾脏疾病、内分泌疾病、中枢神经系统疾病、心血管病、药物因素等。随着对高血压认识的深入,高同型半胱氨酸血症作为一种新型、非传统危险因素,在高血压发病中的影响日益受到重视。伴有同型半胱氨酸升高的高血压被称为H型高血压,与脑卒中及其他心血管疾病密切相关。

发病原因

原发性高血压病因尚未明确。我国大多数高血压患者发病的最主要危险因素是高钠、低钾膳食,其他重要危险因素包括超重和肥胖、过量饮酒、精神紧张、体力活动不足等。

1. 高钠、低钾膳食 　　高钠、低钾膳食是我国大多数高血压患者发病最主要的危险因素。在我国大部分地区，人均每天盐摄入量12克以上，远超过人均每天6克（普通啤酒瓶盖去掉胶皮垫后水平装满可盛6克食盐）以下的标准。钠盐摄入量与血压水平和高血压患病率呈正相关，钾盐摄入量与血压水平呈负相关，膳食中钠/钾比值与血压的相关性甚至更强。有研究表明，膳食中钠盐摄入量平均每天增加2克，收缩压和舒张压分别增高2.0毫米汞柱和1.2毫米汞柱。

2. 超重和肥胖 　　很多人知道身体脂肪含量与血脂水平相关，其实身体脂肪含量与血压水平也是密切相关的。人群中体重指数[BMI＝体重（千克）÷身高^2（米^2）]与血压水平呈正相关，体重指数每增加3千克/米^2，4年内发生高血压的风险，男性增加50%，女性增加57%。有研究显示，超重（即体重指数≥24千克/米^2）者发生高血压的风险是体重正常者（即体重指数在18.5～23.9千克/米^{2}的3～4倍。随着我国社会经济的发展和人民生活水平的提高，人群中超重和肥胖的人数明显增加，这也将成为我国高血压患病率增长的又一重要危险因素。

3. 饮酒 　　过量饮酒是高血压发病的危险因素之一，高血压的患病率随饮酒量增加而升高。很多人可能存在这样的认识误区：饮酒可以帮助扩张血管，有利于降低血压。事实上，虽然少量饮酒后短时间内血压可能会有所下降，但长期饮酒可使血压轻度升高；长期过量饮酒则会使血压明显升高。如果每天平均饮用超过36克酒精（相当于1 080克啤酒，或300克葡萄酒，或90克白酒），收缩压与舒张压分别平均升高3.5毫米汞柱和2.1毫米汞柱，且血压上升幅度伴随着饮酒量的增加而增大。饮酒还会降低抗高血压治疗的效果，而长期过量饮酒还有可能诱发急性脑出血或心肌梗死。

4. 精神紧张　　长期精神过度紧张是高血压发病的另一危险因素，长期从事高度精神紧张工作的人群高血压患病率增加。长期影响睡眠的情绪因素也会增加高血压的发生风险。

5. 其他　　其他危险因素还包括缺乏体力活动、吸烟等。

临床表现

多数原发性高血压起病缓慢，早期多无症状，一般于体检时发现血压升高。头晕、头胀、失眠是高血压常见的神经系统症状，也可有头枕部或颈项扳紧感。高血压直接引起的症状多发生于早晨、情绪激动后和劳累后。此外，也可出现眼花、耳鸣、心悸、疲倦、乏力等症状。症状的轻重与血压的水平不一定成正比。随着病程进展，血压持久升高，有心、脑、肾等器官受损的表现。

在未经治疗的原发性高血压患者中，约1%的患者起病较急骤。典型表现为血压显著升高，舒张压多达130～140毫米汞柱甚至更高。

治疗选择

1. 非药物治疗（生活方式干预）　　对确诊高血压的患者，应及时启动并长期坚持生活方式干预，即"健康生活方式六部曲——限盐减重多运动，戒烟限酒心态平。"生活方式干预方法，不仅可明显降低血压，也可预防其他心血管疾病。

（1）减少钠盐摄入：控制每人每天食盐摄入量不超过6克（普通啤酒瓶盖去掉胶皮垫后水平装满相当于6克食盐）。尽可能减少烹调用盐，建议使用可定量的盐勺；减少味精、酱油等含钠盐的调味品用量；少食或不食含钠盐量较高的各类加工食品，如咸菜、火腿、香肠及各类炒货；尽量增加蔬菜和水果的摄入量；肾功能良好的患者,使用含钾的烹调用盐。若严格按照要求限盐,可达到收缩压下降2~8毫米汞柱的效果。

（2）控制体重：适当降低已升高的体重,减少体内脂肪含量,可显著降低血压。体重指数在24.0~27.9千克/米^{2}为超重,提示需要控制体重；体重指数≥28.0千克/米^{2}为肥胖,应减重。

最有效的减重措施是控制能量摄入和增加体力活动。饮食方面要遵循平衡膳食的原则,控制高热量食物(高脂肪含量食物、含糖饮料及酒类)的摄入,适当控制主食用量。在运动方面,规律的、中等强度的有氧运动是控制体重的有效方法。减重的速度因人而异,通常以每周减重0.5~1.0千克为宜。对于非药物措施减重效果不理想的重度肥胖患者,应该在医生指导下,使用药物或手术方式减重。若严格按照要求减轻体重,每减重10千克,可达到收缩压下降5~20毫米汞柱的效果。

（3）戒烟：吸烟是一种不健康的行为,是心血管疾病和癌症的主要危险因素之一。被动吸烟,也就是我们通常所说的"二手烟",也会显著增加心血管疾病的发生风险,而这往往容易被大众所忽视。吸烟可导致血管内皮被损害,增加高血压患者发生动脉粥样硬化性疾病的风险。烟草依赖是一种慢性成瘾性疾病,不仅戒断困难,复发率也很高。因此,强烈建议高血压患者戒烟,必要时可寻求药物辅助戒烟,同时患者家属也应加入戒烟行动中,加强监督,提高戒烟成功率并降低复吸率。

（4）限制饮酒：限制饮酒量则可显著降低高血压的发病风险。我国男性长期大量饮酒者较多。每天酒精摄入量男性应不超过25克,女性应不超过15克。不提倡高血压患者饮酒,如仍然要饮酒者,则应少量：男性每天饮用白酒、葡萄酒(或米酒)及啤酒的量分别少于50毫升(50 g)、100毫升及300毫升。女性应分别减半。若严格按照要求限制酒的摄入,可达到收缩压下降2～4毫米汞柱的效果。

(5)进行体育运动:一般的体力活动可增加能量消耗,对健康十分有益。而定期的体育锻炼则可产生重要的治疗高血压的作用,还可降低血糖、改善糖代谢等。因此,建议每天进行适当的30分钟的体力活动;建议每周有不少于1次的有氧体育锻炼,如步行、慢跑、骑车、游泳、健美操、跳舞和非比赛性划船等。运动的形式和运动量均应根据个人的兴趣、身体状况而定。若严格按照要求运动,可达到收缩压下降4～9毫米汞柱的效果。

(6)减轻精神压力,保持心理平衡:精神压力增加的主要原因包括过度的工作和生活压力及病态心理(如抑郁症、焦虑症、社会孤立和缺乏社会支持等)。预防和缓解精神压力,纠正和治疗病态心理,必要时可寻求专业心理辅导或治疗。

2. 药物治疗

(1)药物治疗的基本原则:① 小剂量开始,采用较小的有效剂量以获得疗效而使不良反应最小,根据需要逐渐增加剂量或联合用药。对2级以上的高血压患者,起始可以采用常规剂量。② 尽量选用长效药物,为了有效防止心、脑、肾、眼等器官的损害,要求每天24小时血压稳定于目标范围内,积极推荐使用1天给药1次而药效能持续24小时的长效药物。若使用中效或短效药,每天须用药2～3次。③ 联合用药,为使抗高血压效果增大而不增加不良反应,可以采用2种或多种不同作用机制的抗高血压药联合治疗。实际治疗过程中2级以上高血压或高危患者要达到目标血压,常需要抗高血压药联合治疗。④ 个体化治疗,根据患者的具体情况选用更适合该患者的抗高血压药。

(2)药物选择:患者的具体情况不同,初始治疗和维持治疗药物的选择也不相同，应根据患者病情和意愿选择适合的药物；治疗中应定期随访患者，了解抗高血压效果和不良反应。目前国内外高血压治疗指南［包括《高血压合理用药指南》（第2版）、《2017国家基层高血压防治管理指南》《2017加拿大高血压指南》《2017美国成人高血压预防、检测、评估和管理指南》］均建议以下五大类抗高血压药可作为初始和维持治疗用药，包括：常用的利尿药（如噻嗪类、呋塞米、螺内酯等）、β受体阻滞药（如美托洛尔、比索洛尔等）、血管紧张素转换酶抑制药（ACEI，即普利类）、血管紧张素Ⅱ受体拮抗剂（ARB，即沙坦类）、二氢吡啶类钙通道阻滞药（CCB，即地平类），特殊情况医生会选择α受体阻滞药（如哌唑嗪、特拉唑嗪、多沙唑嗪、乌拉地尔等）和一些复方制剂进行降压。同时，患者的危险因素、亚临床靶器官损害及合并临床疾患的情况不同，选择的抗高血压药也可能不同。

🦋 预后

高血压自然病程或预后受高血压的严重程度和其他多种危险因素的影响。轻度高血压预后取决于血压之外的其他危险因素，无其他危险因素的患者病程较长、预后较好。随着病情发展，患者血压逐步升高，并呈持续性。如果患者有心血管疾病家族史，血压升高时年龄较轻，出现心、脑、肾等器官损害，这些将影响患者预后。因此高血压的早发现、早干预、早治疗，可延缓高血压的病程，改善患者预后。

黄 燕 杨昭毅

第二部分　药物治疗

治疗目标与常用药物

治疗目标

长期高血压会导致心、脑、肾和周围血管等靶器官的损伤,增加心脑血管病死亡的风险。高血压治疗的基本目标是通过药物或非药物手段使血压达标,最大限度地降低心、脑血管病发病及死亡的总风险。我国是脑卒中高发区,治疗高血压的主要目标是预防脑卒中。生活方式的改善(包括限盐和减重)是针对所有高血压患者的基础治疗手段。

1. 一般高血压患者　　近年来各国的高血压指南对降压目标的推荐基本一致,对于无并发症的高血压患者,将血压降至140/90毫米汞柱以下,是最基本的要求。

2. 老年高血压患者　　老年高血压患者(≥60岁),由于脏器功能减退,对血压下降的耐受性较差,因此对老年人采取较为宽松的降压目标,其血压应降至150/90毫米汞柱以下,如患者能够耐受,可进一步降至140/90毫米汞柱以下。

3. 高血压合并其他疾病的患者　　高血压患者合并糖尿病、

脑卒中、心肌梗死及肾功能不全和蛋白尿等时,在患者可以耐受的前提下,最好将血压降至130/80毫米汞柱以下。

4. 其他　　临床上应该根据患者的个体差异,酌情放宽或加强对血压的控制,主要体现在收缩压的控制上。

🍀 常用药物

目前常用于降压的药物主要有以下5类:利尿药、β受体阻滞药、钙通道阻滞药(CCB)、血管紧张素转换酶抑制药(ACEI,即普利类)、血管紧张素Ⅱ受体拮抗剂(ARB,即沙坦类)(表2)。以上5类抗高血压药及固定低剂量复方制剂均可作为高血压初始或维持治疗的首选药物。此外,如有必要还可以选择α受体阻滞药、直接扩血管药和中枢作用药等其他抗高血压药。同时目前还有一些中药或中成药具有抗高血压作用,也可以辅助使用。详细药物分类见表2。

对于某一位患者而言,往往并不是所有抗高血压药都适用。药物选用需要医生结合血压水平、危险因素及患者合并的其他疾病多个方面考虑,从而制定最佳的个体化抗高血压药治疗方案。

表2　常用抗高血压药的种类

分　类	代　表　药　物
利尿药	呋塞米、氢氯噻嗪、吲达帕胺、氨苯蝶啶、螺内酯
β受体阻滞药	美托洛尔、比索洛尔、普萘洛尔、阿替洛尔、拉贝洛尔、卡维地洛
钙通道阻滞药	氨氯地平、硝苯地平、左旋氨氯地平、非洛地平、尼群地平、西尼地平、维拉帕米、地尔硫䓬
血管紧张素转换酶抑制药(普利类药物)	卡托普利、依那普利、贝那普利、赖诺普利、雷米普利、福辛普利、培哚普利

（续表）

分　类	代　表　药　物
血管紧张素Ⅱ受体拮抗剂（沙坦类药物）	氯沙坦、缬沙坦、厄贝沙坦、替米沙坦、坎地沙坦、奥美沙坦
α受体阻滞药	哌唑嗪、特拉唑嗪、多沙唑嗪
中枢作用药	利血平、可乐定
直接扩血管药	肼屈嗪
复方制剂	复方利血平、复方利血平氨苯蝶啶、珍菊降压片、氯沙坦钾氢氯噻嗪、缬沙坦氢氯噻嗪、厄贝沙坦氢氯噻嗪、替米沙坦氢氯噻嗪、复方阿米洛利、培哚普利吲达帕胺、缬沙坦氨氯地平、氨氯地平贝那普利

1. 利尿药　　利尿药用于抗高血压治疗已超过半个世纪。多项临床研究证实，此类药物抗高血压效果良好，价格低廉，且可显著降低心血管事件的发生率和由此引发的总死亡率。国内外相关指南已将其作为治疗难治性高血压的基础用药。

这类药物按作用强度可分为三类：强效利尿药、中效利尿药和弱效利尿药。强效利尿药又称为袢利尿药，代表药物呋塞米。中效利尿药又分为噻嗪型利尿药和噻嗪样利尿药，前者代表药物氢氯噻嗪，是临床应用最多的利尿药；后者代表药物吲达帕胺，具有扩张血管和抗高血压的作用，持续作用时间更长。弱效利尿药代表药物为氨苯蝶啶和螺内酯（表3）。

利尿药能够加强其他抗高血压药的降压疗效，优势互补，但一般不建议利尿药单独使用。严重肾功能不全，特别是终末期肾病患者，在应用噻嗪类利尿药治疗时，抗高血压效果差，此时可选用呋塞米等袢利尿药。痛风患者禁用噻嗪类利尿药。高血钾与肾衰竭患者禁用螺内酯。此外，长期大剂量应用利尿药单药治疗时须注意其导致电解质紊乱、糖代谢异常、高尿酸血症、直立性低血压等不良反应的可能性。

表3　常用利尿药类抗高血压药的特点

药物分类	药物名称	适应证	禁忌证	不良反应	用药时间	贮存条件
强效利尿药	呋塞米	尤其适合老年高血压、难治性高血压、心力衰竭合并高血压患者	①严重的肾衰竭；②肝性脑病或重度肝损伤；③低钾血症	水和电解质紊乱(低钠、低钾、碱中毒)	宜早晨服药；可餐时或餐后服药	遮光,密封,干燥处保存
中效利尿药	氢氯噻嗪					
	吲达帕胺					
弱效利尿药	氨苯蝶啶		高钾血症	高钾血症		
	螺内酯					

2. β受体阻滞药　β受体阻滞药自20世纪60年代开始被临床用于治疗高血压。通过选择性地与β受体结合产生多种降压效应。根据对β受体的相对选择性,β受体阻滞药可分为:①非选择性β受体阻滞药,同时竞争性阻断β_1和β_2肾上腺素受体,进而影响糖脂代谢和肺功能,代表药物有普萘洛尔,该类药物在临床已较少应用;②选择性β_1受体阻滞药,特异性阻断β_1肾上腺素受体,代表药物有比索洛尔、美托洛尔和阿替洛尔,是临床常用的β_1受体阻滞药;③非选择性、同时作用于β和α_1受体的阻滞药,具有β和α受体双重阻断作用,代表药物有卡维地洛(表4)。

临床用药注意事项:有脑卒中倾向及心率<80次/分的老年人、肥胖者、糖代谢异常者、脑卒中患者、间歇性跛行者、严重慢性阻塞性肺疾病患者等人群不适宜首选β受体阻滞药。禁用于合并支气管哮喘、重度房室传导阻滞及严重心动过缓的高血压患者。对于合并心力衰竭的高血压患者,β受体阻滞药均应从极小剂量起始。

表4　常用 β 受体阻滞药类降压药的特点

药物分类	药物名称	适应证	禁忌证	不良反应	用药时间	贮存条件
非选择性β受体阻滞药	普萘洛尔	合并快速性心律失常、冠心病、慢性心力衰竭、主动脉夹层、交感神经活性增高及高动力状态的高血压患者	重度房室传导阻滞、哮喘；窦性心动过缓；慢性阻塞性肺病等	疲劳、头晕、心动过缓	普通片剂可空腹或与食物同服，缓释片每天1次，早晨或晚上服用	避光、密封保存
选择性β受体阻滞药	美托洛尔				普通片应空腹服药；缓释片最好在早晨服用，可与餐同服	
	比索洛尔				每天1次，在早晨进餐时服用	
	阿替洛尔				每天2次早、晚服用，可空腹或与食物同服	
同时作用β和α₁受体阻滞药	拉贝洛尔				饭后服用	
	卡维地洛				须和食物一起服用	

　　3. 钙通道阻滞药　　在治疗高血压的药物中，钙通道阻滞药（CCB）已经应用于临床多年，其卓越的降压疗效、广泛的联合抗高血压潜能、优越的心脑血管保护作用使其在抗高血压治疗、降低心脑血管疾病发病率及死亡率方面占据重要地位。

　　根据钙通道阻滞药与动脉血管和心脏的亲和力将其分为二氢吡啶类与非二氢吡啶类。二氢吡啶类药物是药品名字带有"地平"的各种药物，如硝苯地平；非二氢吡啶类药物的代表药物是维拉帕米和地尔硫䓬。根据钙通道阻滞药在体内的药动学和药效学特点又可分为三代。第一代多为短效药物，此类药物的半衰期短、清除率高、作用持续时间短，对血压的控制时间短，如硝苯地平片。第二代通过生产工艺的改变改变为缓释或控释剂型，使药代动力学特性有了明显改善，如硝苯地平控释片。第三代具有起效平缓、作用平稳、持续时间久、抗高血压谷峰比值高的特点，因此患者使用后血压波动小，如氨氯地平、左旋氨氯地平等(表5)。

短、中效钙通道阻滞药在扩血管的同时，由于血压下降速度快，会出现反射性交感激活、心率加快及心肌收缩力增强，故应尽量使用长效制剂，以达到抗高血压平稳持久。

表5 常用钙通道阻滞药抗高血压药的特点

药物分类	药物名称	适应证	禁忌证	不良反应	用药时间	贮存条件
二氢吡啶类钙通道阻滞药	氨氯地平	①适用于轻、中、重度高血压；②其中二氢吡啶类更适用于容量性高血压和合并动脉粥样硬化的高血压；③非二氢吡啶类更适用于合并心绞痛、室上性心动过速及颈动脉粥样硬化的高血压患者	①快速心律失常；②充血性心力衰竭	头晕、头痛、水肿等	餐前餐后均可	遮光、密封、阴凉处保存
	硝苯地平				餐前餐后均可	
	左旋氨氯地平				餐前餐后均可	
	非洛地平				餐前餐后均可	
	尼群地平				餐前餐后均可	
	西尼地平				早餐后服用	
非二氢吡啶类钙通道阻滞药	维拉帕米				普通片餐前餐后均可；缓释片最好在餐中或餐后尽快服用	
	地尔硫䓬				餐前或睡前服药	

4.普利类 血管紧张素转换酶抑制药(普利类药物)具

有抗高血压作用,可以延缓和逆转心室重构,阻止心肌肥厚的进一步发展,改善血管内皮功能和心功能,减少心律失常的发生,还能提高生存率,改善预后。临床上常用的血管紧张素转换酶抑制药有卡托普利、依那普利、贝那普利、福辛普利、雷米普利等(表6)。

表6 常用普利类抗高血压药的特点

药物分类	药物名称	适应证	禁忌证	不良反应	用药时间	贮存条件
普利类	卡托普利	①高血压伴有心力衰竭;②心肌梗死后;③左心室肥厚;④外周动脉粥样硬化;⑤糖尿病肾病;⑥代谢综合征等	①妊娠;②高血钾;③肾动脉狭窄(双侧或独肾);④严重肾功能不全(肌酐>265微摩尔/升)	皮疹、咳嗽、腹泻、血管神经性水肿	宜在餐前1小时服药	遮光、密封,置阴凉处保存
	依那普利				晨服	
	贝那普利				可在餐中或两餐间服用	
	赖诺普利				不受食物影响,可在饭前、饭中或饭后服用	
	雷米普利				不受食物影响,可在饭前、饭中或者饭后用足量液体送服	
	福辛普利				与进餐无关	
	培哚普利				建议每天清晨餐前服用	

5. 沙坦类 血管紧张素Ⅱ受体拮抗剂(沙坦类)是继普利类抗高血压药之后的一类新型抗高血压药。在临床上,该类药物具有良好的抗高血压效果,毒副作用少,耐受性好,并能够保护靶器官,改善心血管疾病潜在的致命因素等特点。临床上常用的血管紧张素Ⅱ受体拮抗剂有氯沙坦、缬沙坦、厄贝沙坦、替米沙坦、坎地沙坦等(表7)。

表7　常用沙坦类抗高血压药的特点

药物分类	药物名称	适 应 证	禁忌证	不良反应	用药时间	贮存条件
沙坦类	氯沙坦 缬沙坦 厄贝沙坦 替米沙坦 坎地沙坦 奥美沙坦	①原发性高血压；②心力衰竭；③心肌梗死后；④左心室肥厚；⑤外周动脉粥样硬化；⑥糖尿病肾病；⑦代谢综合征；⑧普利类不能耐受者等	同普利类抗高血压药	头晕、直立性低血压、皮疹、血管神经性水肿	①建议每天同一时间用药；②饮食对服药无影响	遮光、密封、30℃以下干燥处保存

6. α受体阻滞药　　根据α受体阻滞药对受体亚型的选择性不同,可将其分为三类:非选择性α受体阻滞药、选择性α_1受体阻滞药、选择性α_2受体阻滞药。α_2受体阻滞药不作为抗高血压药使用。非选择性α受体阻滞药包括酚苄明、酚妥拉明、妥拉唑林、吲哚拉明等,除用于嗜铬细胞瘤引起的高血压以外,一般不用于其他高血压患者。选择性α_1受体阻滞药以哌唑嗪为代表,还包括特拉唑嗪、多沙唑嗪等。α_1受体阻滞药一般不作为治疗高血压的一线药物,该药的最大优点是没有明显的代谢不良反应,可用于合并患有糖尿病、周围血管病、哮喘或高脂血症的高血压患者。多沙唑嗪较特拉唑嗪脂溶性差,与α_1受体的亲和力仅为哌唑嗪的1/2或更少。特拉唑嗪降血压作用缓和,作用时间长,直立性低血压较少,通常可24小时持续降压。对于利尿药、β受体阻滞药、钙通道阻滞药、血管紧张素转换酶抑制药、血管紧张素Ⅱ受体拮抗剂等足量或联合应用后,仍不能满意控制血压的患者,可考虑联合应用选择性α_1受体阻滞药。由于α受体阻滞药常见恶心、呕吐、腹痛等胃肠道症状,所以高血压合并

胃炎、溃疡病患者慎用（表8）。

表8 常用α受体阻滞药抗高血压药的特点

药物分类	药物名称	适应证	禁忌证	不良反应	用药时间	贮存条件
α受体阻滞药	哌唑嗪	①主要为高血压，作为二线抗高血压药；②哌唑嗪还可用于充血性心力衰竭，主要用于严重的难治性高血压	对α肾上腺素受体拮抗剂敏感者	本品可引起晕厥，大多数由直立性低血压引起，通常在首次给药后30~90分钟或与其他抗高血压药合用时出现	卧床给药，建议睡前服用	避光、密闭保存
	特拉唑嗪			体虚无力、心悸、恶心、外周水肿、眩晕、嗜睡、鼻充血/鼻炎和视觉模糊/弱视		
α受体阻滞药	多沙唑嗪	①主要为高血压，作为二线抗高血压药；②哌唑嗪还可用于充血性心力衰竭，主要用于严重的难治性高血压	已知对喹唑啉类（如哌唑嗪和特拉唑嗪）过敏者	直立性低血压，很少伴有晕厥	卧床给药，建议睡前服用	避光、密闭保存

7. 中枢作用药物　主要分为两类：第一代中枢性抗高血压药典型代表为可乐定及甲基多巴，自20世纪60年代开始用于临床，曾广泛用于抗高血压治疗，但由于其口干、嗜睡、阳痿、反跳等严重不良反应已退出一线抗高血压药。利美尼定和莫索尼定是第二代中枢性抗高血压药代表药物，口干、嗜睡等不良反应较前一代大大减轻（表9）。

表9　常用中枢作用药类抗高血压药的特点

药物分类	药物名称	适应证	禁忌证	不良反应	用药时间	贮存条件
中枢作用药物	利血平	①高血压,不作为一线抗高血压药;②也可用于高血压急症	①活动性胃溃疡;②溃疡性结肠炎;③抑郁症,尤其是有自杀倾向的抑郁症	可能发生嗜睡、口干、鼻黏膜充血,心动过缓,消化道症状如腹泻、恶心、呕吐、食欲缺乏,可见性功能减退及多梦,男性患者少数可见乳房发育,2%的患者发生精神抑郁	宜饭后口服	避光、密闭保存
	可乐定		对可乐定过敏者	口干(与剂量有关)、昏睡、头晕、精神抑郁		

8. 直接血管扩张药　　肼屈嗪为直接血管扩张药的代表药,单独使用效果不是很好,且易引起副反应,故多与利血平、氢氯噻嗪、胍乙啶合用,以增加疗效。该药服后可出现耐药性,长期大剂量使用,可引起类风湿性关节炎和红斑狼疮样反应(表10)。

表10　常用直接血管扩张类抗高血压药的特点

药物分类	药物名称	适应证	禁忌证	不良反应	用药时间	贮存条件
直接血管扩张药	肼屈嗪	用于肾型高血压及舒张压较高的患者	①合并冠状动脉病变;②脑血管硬化等	头痛、心悸、恶心、低血压等	一般开始时用小量,餐后服用	密封、避光保存

9. 单片复方制剂　　与单药治疗、传统的阶梯治疗或序贯治疗等方法相比,近年来出现的各种组分(通常使用两种指南推荐的抗高血压药)的单片复方制剂可以更有效地控制血压,但需充分考虑复方制剂成分的适应证与禁忌证,才能合理使用复方制剂。目前临床常见的高血压复方制剂主要分为两大类:传统复方制剂

和现代单片复方制剂（表11）。

传统复方制剂的研制始于20世纪60年代，是以小剂量复方制剂出现，通常由中枢性抗高血压药利血平、血管扩张药肼屈嗪及利尿药氢氯噻嗪等组合而成。这类药物抗高血压效果明显、价格低廉，但大部分传统复方制剂的成分多而复杂。几乎所有的传统复方制剂都含有利尿药，因此高血压伴血脂异常、高血糖、高尿酸血症及低钾患者要慎用。主要成分之一的利血平容易引起头晕、消化道出血等，单品制剂在我国已被列为第一批淘汰药品；而可乐定则可能影响大脑认知功能。

现代单片复方制剂是以目前各高血压指南推荐的常用抗高血压药为基础组合的。常用的组合方案有：血管紧张素转换酶抑制药或血管紧张素Ⅱ受体拮抗剂联合钙通道阻滞药或/和利尿药，β受体阻滞药联合钙通道阻滞药或利尿药。目前以血管紧张素Ⅱ受体拮抗剂为基础的复方制剂组合比较多。现代单片复方制剂中各成分之间能形成机制互补，抵消各成分间的部分不良反应并提高疗效。

表11　常用单片复方制剂类抗高血压药的特点

药物分类	药物名称	适应证	禁忌证	不良反应	用药时间	贮存条件
单片复方制剂	复方利血平 复方利血平氨苯蝶啶 珍菊降压片 氯沙坦钾氢氯噻嗪 缬沙坦氢氯噻嗪 厄贝沙坦氢氯噻嗪 替米沙坦氢氯噻嗪 复方阿米洛利 培哚普利吲达帕胺 缬沙坦氨氯地平 氨氯地平贝那普利	单药未能达标或需要两种以上药物治疗的高血压患者	① 相应成分的禁忌证；② 胃及十二指肠溃疡患者；③ 孕妇及哺乳期妇女	相应成分的不良反应	建议餐前服用	遮光、密封保存

10. 含叶酸制剂 针对我国高血压人群自身特点,含叶酸制剂较单纯降压更能够有效控制脑卒中、肾病及高尿酸血症的发生风险,在抗高血压的同时降低血浆中同型半胱氨酸的水平,对防治我国高血压所致脑卒中的发生和死亡均具有重要意义。马来酸依那普利叶酸片及氨氯地平叶酸片用于治疗伴有血浆同型半胱氨酸水平升高的原发性高血压。其中依那普利及氨氯地平降低血压,叶酸降低血浆中同型半胱氨酸的水平(表12)。

表12 常用含叶酸制剂类抗高血压药的特点

药物分类	药物名称	适应证	禁忌证	不良反应	用药时间	贮存条件
含叶酸制剂	叶酸	用于伴血浆同型半胱氨酸水平升高的原发性高血压	对本药及其代谢产物过敏者	大量服用叶酸时,可使尿呈黄色	餐后服用	避光、密闭保存
	马来酸依那普利叶酸		对本品任一组分过敏者,或以前曾用某一普利类药物治疗发生血管神经性水肿的患者,以及遗传性或自发性血管神经性水肿的患者	咳嗽、头痛、眩晕等		
	氨氯地平叶酸		快速心律失常	头晕、头痛、水肿等		

🌰 缓控释剂型抗高血压药的正确使用

高血压作为最常见的慢性非传染性疾病,须长期甚至终身口服抗高血压药,以控制血压。药物服用不合理会导致治疗效果大打折扣,因此了解抗高血压药的正确使用对于日常的高血压治疗意义重大。日常在家中服用的抗高血压药主要为口服药,剂型多为片剂或胶囊剂,推荐服用方式是伴温开水整片/粒吞服,但在一些情况下我们会将药片(或胶囊)掰开或嚼碎服用。例如,在需服用较小剂量且不足整粒药物时;有吞咽困难的患者用药时;或少部分患者缺乏服药常识,认为将药片嚼碎后吞咽有助于药物的吸收和疾病的治疗。对于缓控释剂型的抗高血压药,掰开或嚼碎的服药方式存在一定的风险。因为掰开或嚼碎会影响药物剂型的稳定性,改变药物的崩解、吸收,从而降低药物的治疗效果,甚至会加重药物的不良反应。

那么,什么是缓控释剂型药物?缓控释制剂是指通过特殊工艺制作,实现药物在胃肠道中的缓慢甚至恒速释放,具有长效稳定治疗作用的制剂。片剂和胶囊剂药物根据药物的释放速度均可分为常释制剂、缓释制剂与控释制剂。抗高血压药是否为缓控释剂型一般会明确标注在外包装药品通用名中,如硝苯地平片、硝苯地平缓释片和硝苯地平控释片,可以从药品名中直接看出是否为缓控释剂型。

常见的缓控释片剂主要包括骨架片和包衣片。骨架型缓控释片剂是将药物成分分散在由特殊工艺制作的骨架材料组成的网中,这样药片进入人体后可以通过骨架材料中的许多细小孔道缓慢地溶解来控制药物释放。这样的骨架设计使药片的溶解释放速度不会因掰开服用而受影响。因此,骨架型的药片是可以掰开服用的,但是不能压碎或嚼碎服用。包衣型缓控释片剂表面覆盖着特殊工艺制作的半透膜,服用后胃液可透过半透膜溶解一部分药物,形成一定的渗透压。药物通过半透膜上的微孔在一定时间内缓慢地释放,从而增加药物的作用时间。对于包衣型缓控释片剂口服药,如果掰开或嚼碎会破坏它们药片结构中的包衣,药物缓控释机制受到破坏，服用后药物释放速度加快，药物作用浓度增加，药物作用时间降低，会影响药物的治疗效果，甚至会增加药物的不良反应。因此包衣型缓控释药片一般是不可以掰开或嚼碎服用的。但是，考虑到小剂量用药的可能性，也有少部分包衣型缓控释药片是可以掰开服用的，通常药片上会有明显的划痕，也被称作划痕片，划痕分割出的区域由相对独立的包衣材料包裹，因此严格按照划痕掰开不会破坏包衣结构。这一部分包衣型缓控释药片可以掰开服用，药品说明书中也会明确说明，但必须严格按划痕分割，且同样不能嚼碎或压碎服用。

缓控释胶囊制剂也主要包括两种，一种是将药物制作成微粒或小丸包裹上缓控释包衣然后装入胶囊壳中，在胶囊壳溶解后药物外层的缓控释包衣发挥作用；另一种是直接通过特殊工艺将胶囊壳制作为缓慢释放药物的半透膜，装在内部的药物透过胶囊壳缓慢释放，对于这一类缓控释胶囊我们一定要整粒吞服，不能掰开胶囊再服用。

由此可知，我们在日常服用缓控释剂型的抗高血压药时，要严格按照药品说明书或遵医嘱。具体哪些缓控释剂型的抗高血压药是不可以掰开服用的呢？明确要求需整片吞服的缓控释片剂有：盐酸普萘洛尔缓释片、吲达帕胺缓释片、非洛地平缓释片、非洛地平缓释片（Ⅱ）、硝苯地平缓释片（Ⅰ）、硝苯地平缓释片（Ⅲ）、硝苯地平控释片、盐酸尼卡地平缓释片、甲磺酸多沙唑嗪缓释片、甲磺酸多沙唑嗪控释片。少部分可以掰开服用的缓控释片剂有：硝苯地平缓释片（Ⅱ）、盐酸维拉帕米缓释片、琥珀酸美托洛尔缓释片，但要正确沿划痕分割，不可随意掰碎。目前，缓控释胶囊抗高血压药较少，常见的有：盐酸尼卡地平缓释胶囊、盐酸地尔硫䓬缓释胶囊和盐酸地尔硫䓬缓释胶囊（Ⅱ）。对于缓控释胶囊抗高血压药，我们必须整粒吞服，不能将胶囊掰开服用。以上缓控释抗高血压药均不可以压碎或嚼碎服用。

总之，随着制剂工艺的发展和高血压长期治疗的需要，抗高血压药中缓控释剂型会越来越多。因此我们在日常抗高血压治疗中，应充分了解缓控释剂型抗高血压药的特殊性，正确服用，以利于安全有效地控制血压。

药物配伍及联合用药

1. 利尿药

（1）呋塞米、氢氯噻嗪：与其他抗高血压药合用，利尿抗高血压作用均加强；与激素类药物、非甾体类解热镇痛抗炎药及抗惊厥药物合用，利尿作用减弱，注意监测血钾水平及肾功能变化；与氯贝丁酯合用，两者的作用均有增强，注意有无肌肉酸痛、强直症状的出现；能降低抗凝药、降糖药物及抗痛风药物的疗效，应适当调整以上3种药物的剂量；与两性霉素、头霉素、氨基糖苷类抗生素或锂剂合用，耳毒性或肾毒性明显增加，应尽量避免合用；与碳酸氢钠合用，发生低氯性碱中毒机会增加；考来烯胺能减少胃肠道对氢氯噻嗪的吸收，应在口服考来烯胺1小时前或4小时后服用氢氯噻嗪。

（2）吲达帕胺：与其他种类抗高血压药合用，抗高血压作用会增强；与肾上腺皮质激素、非甾体抗炎药或拟交感神经药物合用，吲达帕胺的利尿利钠作用减弱，应注意监测肾功能及血钾水平；与口服抗凝药合用，抗凝作用减弱；与胺碘酮合用，易致心律失常；与锂剂合用，可增加血锂浓度并出现过量的征象；与二甲双胍合用，易出现乳酸酸中毒。

（3）氨苯蝶啶、螺内酯：与其他种类抗高血压药合用，利尿药抗高血压作用均会增强；与激素类、非甾体抗炎药、拟交感神经药物或甘草类制剂合用，利尿作用减弱，应注意监测肾功能及血钾水平；与含钾药物、血管紧张素转换酶抑制药/血管紧张素Ⅱ受体拮抗剂或环孢素等合用，发生高钾血症的机会增加；与地高辛合用，注意监测地高辛血药浓度，防止地高辛中毒；与有肾毒性的药物合用，肾毒性会增加；与降糖药合用，能减弱降糖药的疗效，可能需要调整降糖药剂量；氨苯蝶啶与噻嗪类或袢利尿药合用，可使血尿酸进一步升高，应同时加用降尿酸的药物。

2.β受体阻滞药

（1）美托洛尔、比索洛尔：与其他抗高血压药合用，会增强抗高血压作用；β受体阻滞药会加剧可乐定停用引起的高血压反跳，如两药合用，应在停用可乐定前几天停用β受体阻滞药；吲哚美辛可抵消β受体阻滞药的抗高血压作用；因存在酶诱导或酶抑制作用，应避免与巴比妥类、普罗帕酮、奎尼丁、维拉帕米合用；与降糖药合用，应重新调整口服降糖药的剂量；与钙通道阻滞药（如地尔硫䓬等）合用，β受体阻滞药对房室传导和窦房结功能有相加的抑制作用，可能发生明显的心动过缓；美托洛尔与胺碘酮合用，可能发生明显的窦性心动过缓，应调整美托洛尔剂量；美托洛尔与苯海拉明合用，可使美托洛尔代谢清除速率降低2.5倍，使美托洛尔的作用增强；利福平可诱导美托洛尔的代谢，两种药物合用，导致美托洛尔的血药浓度降低，轻度降低比索洛尔的半衰期，但通常不需要调整剂量。

（2）普萘洛尔：与利血平合用，可导致直立性低血压、心动过缓、头晕、晕厥；与地高辛合用，可发生房室传导阻滞而使心率减慢，须严密观察；与氟哌啶醇合用，可导致低血压及心脏停搏；与氢氧化铝凝胶合用，可降低普萘洛尔的肠吸收；与酶诱导剂（如苯妥英钠、苯巴比妥、利福平等)合用,可加速普萘洛尔清除;与酶抑制药(如西咪替丁)合用,可延缓普萘洛尔消除;与甲状腺素片合用,可导致三碘甲状腺原氨酸(T_3)浓度降低;与降糖药合用,需调整降糖药的剂量。

(3)阿替洛尔:与其他抗高血压药合用,会增加抗高血压作用;β受体阻滞药会加剧可乐定停用引起的高血压反跳,如合用,应在停用可乐定前几天停用阿替洛尔。

(4)卡维地洛:与其他抗高血压药合用,会增加抗高血压作用;与口服钙通道阻滞药尤其是维拉帕米、地尔硫䓬或其他抗心律失常药合用,心脏抑制作用可能增加,个别患者会出现心脏传导障碍;与利血平、胍乙啶、甲基多巴、可乐定合用,能引起心率的进一步减慢,对于使用利血平或单胺氧化酶抑制药的患者,应密切观察有无低血压和/或严重心动过缓的体征;与地高辛合用时,血清地高辛水平升高约16%,建议加强地高辛血药浓度的监测;与环氧化酶抑制药(如乙酰水杨酸盐、皮质类固醇等)合用,卡维地洛的抗高血压作用会减弱;与环孢素合用,应仔细监测环孢素浓度并使剂量个体化;与降糖药物合用,建议定期监测血糖水平;与酶诱导剂(如利福平)合用,卡维地洛的血药浓度可能会降低;与酶抑制药(如西咪替丁)合用,卡维地洛的血药浓度可能会增高。

3. 钙通道阻滞药

(1)氨氯地平、左旋氨氯地平:相互作用无特殊报道。

(2)硝苯地平:与利福平、苯妥英、卡马西平或苯巴比妥等药物合用,硝苯地平的疗效可能会降低,应尽量避免合用,必须合用则需监测硝苯地平的临床疗效,必要时增加其剂量;因酶抑制作用,与大环内酯类抗生素(如红霉素等)、吡咯类抗真菌药(如酮康唑等)、氟西汀、西咪替丁、西沙必利等药物合用,可能会增强硝苯地平的疗效,如有必要,应减少硝苯地平的剂量;与其他抗高血压药合用,会增强抗高血压作用;与β受体阻滞药合用时,因已知个别病例有心衰恶化的情况,必须对患者严格监测;与地高辛合用,会导致地高辛清除率降低,从而增加其血药浓度,应注意监测地高辛血药浓度;与他克莫司合用时,应监测他克莫司的血药浓度,必要时降低他克莫司的剂量。

(3)非洛地平:与细胞色素P-450酶诱导剂(如卡马西平、苯妥英、苯巴比妥、利福平等)合用,会增加非洛地平代谢,降低其血药浓度,应避免合用;与细胞色素P-450酶抑制药(如伊曲康唑、酮康唑、红霉素、西咪替丁等)合用,会降低非洛地平代谢,血药浓度显著增加,应避免合用;与他克莫司合用,可能使他克莫司血药浓度升高,应监测他克莫司的血药浓度,必要时调整他克莫司剂量;与环孢素合用,会导致非洛地平血药浓度增加150%,但环孢素的药代动力学变化有限。

(4)尼群地平:与其他类抗高血压药合用,抗高血压作用增强,注意监测血压;与β受体阻滞药合用,可减轻尼群地平降压后发生的心动过速,但个别患者有可能诱发和加重低血压、心力衰竭和心绞痛,注意观察;与地高辛合用,建议在初次合用、调整剂量或停用尼群地平时,监测地高辛的血药浓度,以防地高辛过量或不足;因酶抑制作用,建议与西咪替丁合用时,注意监测血压,必要时调整尼群地平剂量。

(5)西尼地平:与其他类抗高血压药合用,会增强抗高血压作用,注意监测血压;不推荐与含麻黄碱类药物合用,因会加剧高血压症状;与利福平合用,通过细胞色素P-450酶诱导作用可减弱西尼地平抗高血压作用;与地高辛合用,可能使地高辛血药浓度上升,甚至产生地高辛中毒症状(如恶心、呕吐、头痛、视觉异常、心律不齐等），应调节地高辛用量或终止西尼地平给药；与细胞色素P-450酶抑制药（如西咪替丁、酮康唑、伊曲康唑等）合用，会增强西尼地平抗高血压作用，应注意监测血压，必要时调整西尼地平剂量。

（6）维拉帕米：与其他抗高血压药合用，会导致抗高血压作用叠加，应注意监测血压；与β受体阻滞药合用，可能增强对房室传导、心率和/或心脏收缩的抑制作用；环磷酰胺、长春新碱、甲基苄肼、强的松、长春碱酰胺、阿霉素、顺铂等细胞毒性药物可减少维拉帕米的吸收；苯巴比妥、维生素D等通过酶诱导作用，增加肝脏代谢，降低维拉帕米的血药浓度；西咪替丁等通过酶抑制作用，可提高维拉帕米的生物利用度；长期服用维拉帕米，可使合并使用的地高辛血药浓度增加50%～75%，须减少地高辛剂量；与胺碘酮合用，可能增加心脏毒性；与卡马西平、环孢素或茶碱合用，会增加以上3者的血药浓度；服用维拉帕米前48小时或服用后24小时内不得服用丙吡胺。

（7）地尔硫䓬：与β受体阻滞药合用耐受性良好，但在左心室功能不全及传导功能障碍患者中资料尚不充分，可增加普萘洛尔生物利用度近50%，在开始或停止两药合用时须调整普萘洛尔剂量；与西咪替丁、雷尼替丁合用，因细胞色素P-450酶的抑制作用，可明显增加地尔硫䓬的血药浓度；与利福平合用，因细胞色素P-450酶的诱导作用，可明显降低地尔硫䓬的血药浓度及疗效；与地高辛合用，在开始、调整和停止地尔硫䓬治疗时应监测地高辛血药浓度，以免地高辛过量或不足；与卡马西平合用，可使卡马西平的血药浓度增高40%～72%，从而导致毒性；与环孢素合用，特别在开始、调整剂量或停止使用地尔硫䓬时，应监测环孢素的血药浓度；在心、肾移植患者中发现，与环孢素合用，环孢素的使用剂量应降低15%～48%,以保证环孢素的血药浓度与合用前相同。

4. 普利类

(1) 卡托普利、依那普利、贝那普利:与其他抗高血压药合用,抗高血压作用均增强,建议从小剂量开始给药,并应注意监测血压;与补钾制剂、含钾代用食盐或保钾类利尿药物(如螺内酯、氨苯蝶啶、阿米洛利等)合用,特别是在肾功能不全的患者中,血钾浓度会明显上升,应谨慎并定期监测血钾水平;与非甾体抗炎药(如吲哚美辛等)合用,抗高血压作用减弱,还有增加肾功能损害和血清钾浓度的危险;与锂剂合用,可能使血清锂水平升高而出现毒性,应注意监测血清锂水平;接受胰岛素或口服降糖药治疗的糖尿病患者同时服用普利类药物时,有罕见的发生低血糖的病例,应警惕可能发生的低血糖反应,并注意监测血糖。

(2) 赖诺普利:与利尿药合用,利尿药引起的低血钾会有所改善,但抗高血压疗效通常会增加,在使用赖诺普利治疗前停用利尿药,可以减少征兆性低血压出现的可能性;与非甾体抗炎药物合用,抗高血压效果会减弱;与锂剂合用,可能使血清锂水平升高而出现毒性,应注意监测血清锂浓度;与保钾利尿药(如螺内酯、氨苯蝶啶等)、钾补充剂或钾盐代用品合用,特别是在肾功能不全的患者中,血钾浓度会明显上升,应谨慎并定期监测血钾水平。

(3) 雷米普利:与其他抗高血压药或具有潜在抗高血压作用的药物合用,抗高血压效果增强;与非甾体抗炎药物合用,抗高血压作用减弱,还可能增加肾功能损害和血清钾浓度升高的危险;与保钾利尿药(如螺内酯、氨苯蝶啶等)、钾补充剂或钾盐代用品合用,特别是在肾功能不全的患者中,血钾浓度会明显上升,应谨慎并定期监测血钾水平;与催眠药合用,血压明显下降;与别嘌醇、免疫抑制药、有全身作用的皮质醇类或其他能引起血象变化的药物等合用,会增加血液系统反应的可能性,尤其是白细胞数量会有明显下降;与锂剂合用,可能使血清锂水平升高而出现毒性,应注意监测血清锂浓度;与口服降糖药(如磺脲类、双胍类)、胰岛素合用,可增强降糖效果,并有产生低血糖的风险,尤其在治疗初期,应仔细监测血糖。

(4)福辛普利:与其他抗高血压药合用,抗高血压效果会增强;与保钾利尿药(如螺内酯、氨苯蝶啶等)、钾补充剂或钾盐代用品合用,特别是在肾功能不全的患者中,血钾浓度会明显上升,应谨慎并定期监测血钾水平和肾功能;与非甾体抗炎药合用,可能影响抗高血压效果,但不增加明显的临床不良反应;与锂剂合用,可能使血清锂水平升高而出现毒性,应注意监测血清锂浓度;抗酸药可能影响福辛普利的吸收,以上两种药物必须分开服用,至少相隔2小时。

(5)培哚普利:除外低钾血症和心力衰竭,与保钾利尿药(如螺内酯、氨苯蝶啶、阿米洛利等)或钾补充剂合用,有发生高钾血症的风险,应避免合用;与锂剂合用,可能使血清锂水平升高而出现毒性,应注意监测血清锂浓度;与雌莫司汀合用,导致血管神经性水肿发生的危险性增加;对于高危患者(如老年人和/或脱水者),与非甾体类抗炎药合用,可引起急性肾衰竭,而抗高血压作用减弱,治疗开始时应适当补液,并监测肾功能;与口服降糖药(如磺脲类、双胍类等)、胰岛素合用,培哚普利可增强降糖效果,并可能产生低血糖风险,尤其在治疗初期,应仔细监测血糖;与巴氯芬合用,会增加抗高血压作用,必要时监测血压,调整培哚普利剂量;对于心衰的患者,与保钾利尿药合用存在引起高钾血症,甚至致命的危险,用药前应排查高钾血症和肾功能不全的情况,并密切监测血钾和肾功能(在治疗后的第一个月内每周测定1次,此后每月测定一次);与三环类抗抑郁药合用,会增强抗高血压作用,发生直立低血压的危险增加;与皮质激素类药物合用,会减弱抗高血压作用;与泌尿道使用的α受体阻滞药(如阿夫唑嗪,哌唑嗪,特拉唑嗪,坦洛新等)合用,会增强抗高血压效果,导致发生直立性低血压的危险增加。

5. 沙坦类

(1)氯沙坦、缬沙坦、厄贝沙坦、替米沙坦:与其他类降血压药物合用时,降压效应可能增强,但可以安全地合用;与保钾利尿药(如螺内酯、氨苯蝶啶、阿米洛利等)、钾补充剂或钾盐代用品合用,特别是在肾功能不全的患者中,血钾浓度会明显上升,应谨慎并定期监测血钾水平;与锂剂合用,可能使血清锂水平升高而出现毒性,应注意监测血清锂浓度;与非甾体抗炎药物合用,可能减弱抗高血压作用。对于一些有肾功能损害的患者(如脱水或有肾功能损害的老年患者),合用可能会进一步导致肾功能恶化,包括可能的急性肾衰,通常是可逆的。故联合给药应当谨慎,尤其老年患者,应当补充血容量,在同步治疗开始前后,定期监测肾功能。

(2)坎地沙坦:与保钾利尿药(如螺内酯、氨苯蝶啶、阿米洛利等)、钾补充剂或含有钾的盐替代品合用,可能导致血钾水平显著增高,尤其对于肾功能障碍的患者,应谨慎并定期监测血钾水平;接受利尿抗高血压药(如呋塞米等)治疗的患者,初次服用坎地沙坦时,有可能增强抗高血压作用,应从小剂量开始,谨慎使用。

(3)奥美沙坦:无明显药物相互作用。

6. α受体阻滞药

(1)哌唑嗪、特拉唑嗪:与其他抗高血压药或利尿药合用,抗高血压作用增强,应当减少剂量,并在必要时重新制定剂量;与噻嗪类利尿药或β受体阻滞药合用,抗高血压作用增强,而水钠潴留可能减轻,应调整剂量以求实现每种药物的最小有效剂量;与普利类药物或利尿药合用时,患者眩晕或其他相关不良反应的发生比例增加;有报告认为,特拉唑嗪与磷酸二酯酶抑制药(如西地那非等)合用,会发生低血压;与非甾体类抗炎药、拟交感活性类药物合用,可使抗高血压作用减弱。

(2)多沙唑嗪:无明显的药物相互作用。

(3)乌拉地尔:与其他抗高血压药合用,可增强抗高血压作用;与西咪替丁合用,可升高乌拉地尔血药浓度,上升幅度最高达15%。

7. 中枢性抗高血压药

(1)利血平:与乙醇或中枢神经抑制药合用,可加强中枢抑制作用;与其他抗高血压药或利尿药合用,可加强抗高血压作用,必要时应进行剂量调整;与地高辛或奎尼丁合用,大剂量时可引起心律失常;与左旋多巴合用,可使多巴胺耗竭,导致帕金森病;与三环类抗抑郁药(如丙咪嗪、阿米替林、多塞平等)合用,两者作用均减弱;巴比妥类药物可加强利血平的中枢镇静作用。

(2)可乐定:与乙醇或中枢神经抑制药合用,可加强中枢抑制作用;与其他抗高血压药合用,可加强抗高血压作用;与β受体阻滞药合用后停用可乐定,可增加停药综合征危象,宜先停用β受体阻滞药,再停用可乐定;与三环类抗抑郁药(如丙咪嗪、阿米替林、多塞平等)合用,可减弱抗高血压作用,应增加可乐定剂量;与非甾体抗炎药合用,可减弱可乐定的抗高血压作用。

8. 血管扩张剂　肼屈嗪:与其他抗高血压药合用,可加强抗高血压作用;与非甾体类抗炎药合用,可减弱抗高血压作用;与抑制交感活性类药物合用,可使抗高血压作用减弱;与三环类抗抑郁药(如丙咪嗪、阿米替林、多塞平等)合用,可减弱抗高血压作用。

9.复方制剂

(1)复方利血平:与地高辛合用,可能突发心跳停止或心律失常,应注意。

(2)复方利血平氨苯蝶啶:无可供参考的资料。

(3)珍菊降压片:与其他抗高血压药合用,会增强抗高血压作用;与激素类药物合用,能降低成分中氢氯噻嗪的利尿作用,增加发生电解质紊乱的概率,注意监测电解质;与非甾体类抗炎药尤其是吲哚美辛、三环类抗抑郁药(如丙咪嗪、阿米替林、多塞平等)合用,能减弱利尿作用;考来烯胺能减少胃肠道对氢氯噻嗪的吸收,故应在口服考来烯胺1小时前或4小时后服用珍菊降压片;与抗痛风药合用,应调整抗痛风药剂量;与抗凝药合用,抗凝作用减弱;与降糖药合用,降糖作用减弱;与地高辛、胺碘酮等合用,应慎防因低钾血症引起的副作用;与锂剂合用,因氢氯噻嗪可减少肾脏对锂的清除,会增加锂剂的肾毒性;与碳酸氢钠合用,发生低氯性碱中毒的概率增加;与乙醇或巴比妥类等中枢神经抑制药合用,可加强中枢抑制作用;与β受体阻滞药合用后停药,可增加成分中可乐定的停药综合征危象,宜先停用β受体阻滞药,再停用珍菊降压片。

(4)氯沙坦氢氯噻嗪:分别见氯沙坦和氢氯噻嗪。

(5)缬沙坦氢氯噻嗪:分别见缬沙坦和氢氯噻嗪。此外,与别嘌醇合用,超敏反应发生率增加;与金刚烷胺合用,可能增加其引发副作用的危险性;与细胞毒性药物(如环磷酰胺、甲氨蝶呤等)合用,可能会减少细胞毒性药物的肾脏排泄,会因此增加骨髓抑制作用;与维生素D或钙盐合用,有可能升高血钙;与环孢素合用,可能增加发生高尿酸血症的风险,引起痛风发作。

（6）厄贝沙坦氢氯噻嗪:分别见厄贝沙坦与氢氯噻嗪。

（7）替米沙坦氢氯噻嗪:分别见替米沙坦和氢氯噻嗪。此外,与乙醇、巴比妥类或抗抑郁药合用,可能会增加直立性低血压的发生率;与巴氯芬、氨磷汀合用,可能会增强抗高血压效果;与二甲双胍合用,可能发生功能性肾衰竭而诱发乳酸性酸中毒,应谨慎;与丙磺舒、磺吡酮、别嘌醇等抗痛风药物合用,由于氢氯噻嗪可升高血清尿酸水平,应增加抗痛风药的剂量,且合用噻嗪类利尿药时可增加别嘌醇超敏反应的发生率;与维生素D或钙盐合用,可增强升高血钙的作用,应监测血清钙水平并且对补钙剂量进行相应调整;与β受体阻滞剂合用,可增强β受体阻滞剂升高血糖的作用;与抗胆碱能药物（如阿托品等）合用,可通过减少胃肠蠕动和胃排空而增加噻嗪类利尿药的生物利用度;与金刚烷胺合用,可增加金刚烷胺不良反应的发生风险;与细胞毒性药物（如环磷酰胺、甲氨蝶呤等）合用,可减少细胞毒性药物的肾脏排泄,增强骨髓抑制。

（8）盐酸阿米洛利:与其他抗高血压药合用,会增强抗高血压作用;与激素类药物合用,阿米洛利的利尿作用减弱,保钾作用被阻抑;甘草类制剂具有醛固酮样作用,可减弱利尿效果;与非甾体抗炎药尤其是吲哚美辛合用,能降低利尿作用,且肾毒性增加;与拟交感神经药合用,能减弱抗高血压作用;与含钾药物、库存血（含钾20毫摩尔/升,如库存10天以上含钾高达65毫摩尔/升）、血管紧张素转换酶抑制药/血管紧张素Ⅱ受体拮抗剂、环孢素等合用,发生高钾血症的机会增加,应避免合用;与地高辛合用,可使地高辛半衰期延长,应注意监测地高辛血药浓度;与氯化铵合用,易发生代谢性酸中毒;与肾毒性药物合用,会导致肾毒性增加。

（9）复方盐酸阿米洛利：分别见盐酸阿米洛利和氢氯噻嗪。

（10）培哚普利吲达帕胺：分别见培哚普利和吲达帕胺。

（11）缬沙坦氨氯地平：钙通道阻滞药可干扰茶碱和麦角胺的细胞色素P-450依赖性代谢，建议开始合用后，定期监测茶碱或麦角胺的血药浓度；缬沙坦与保钾利尿药（如螺内酯、氨苯蝶啶、阿米洛利等）或含钾制剂合用，可导致血钾浓度升高、引起心力衰竭患者血清肌酐升高，应注意监测血钾水平和肾功能；与非甾体抗炎药合用时，可减弱抗高血压作用；老年人、容量减少（使用利尿药治疗的患者）或肾功能损害患者使用，可能导致肾功能恶化风险，开始合用或调整治疗后应监测肾功能。

（12）氨氯地平贝那普利：接受利尿药治疗，尤其是近期开始利尿药治疗的患者，开始接受氨氯地平贝那普利治疗后，偶尔会出现血压过度降低的现象，可通过在用药前停用利尿药或增加食盐摄入量来减轻可能引起的低血压；与钾补充剂、保钾利尿药合用，可增加发生高钾血症的风险，合用应定期监测患者的血钾水平；与锂剂合用，有血清锂水平增加和锂中毒的报道，合用应谨慎，建议定期监测血锂水平。

（13）复方依那普利：与补钾制剂、保钾利尿药或含钾盐合用，可致血钾升高，而复方依那普利中所含的氢氯噻嗪则使血钾减低，应注意监测血钾水平；与锂剂合用，应注意监测血清锂浓度，以免发生高血锂症；与非甾体抗炎药物合用，会降低抗高血压效果，应观察血压变化；与降糖药合用，应调整降糖药剂量。

10. 叶酸制剂

（1）叶酸：大剂量叶酸能拮抗苯巴比妥、苯妥英钠和扑米酮的抗癫痫作用，可使癫痫发作的临界值明显降低，并使敏感患者的发作次数增多；口服大剂量叶酸，会影响微量元素锌的吸收。

（2）马来酸依那普利叶酸：分别见马来酸依那普利与叶酸。

（3）苯磺酸氨氯地平叶酸：分别见苯磺酸氨氯地平与叶酸。

药物与饮食

高血压患者通常需长期服用抗高血压药以控制血压，在这一过程中不仅要重视抗高血压药的合理应用，也应关注药物与饮食的相互作用。在服用抗高血压药期间，合理饮食可促进药物吸收，增强疗效，减少或避免不良反应的发生；若饮食不当，不仅不利于抗高血压药的药效发挥，甚至会产生其他毒副作用。

1. 饮食控制是保障抗高血压药有效性的基础 高钠低钾膳食、超重和肥胖、饮酒、精神紧张以及缺乏体力活动等都是导致我国居民发生高血压的危险因素，其中，高钠低钾饮食占主要位置。适当地减少钠盐摄入有助于降低血压，低盐饮食可使肾脏排钠增加、水钠潴留减少、血容量减少，从而增强抗高血压药的作用；反之，高盐饮食则会降低除钙通道阻滞药以外的所有抗高血压药的疗效。每人每天食盐的摄入量应在6克以下。现代医学研究表明，中度限盐，即每天摄盐4～5克，可使轻度高血压患者的血压恢复正常，并能增强抗高血压药的作用。我国居民膳食中约80%的钠来自烹调或含盐量高的腌制品。因此，实现饮食控制首先要减少烹调用盐和含盐量高的调料，少食咸菜和各种腌制食品。

高血压患者服用抗高血压药时还要适当增加含钾食物的摄入。有些抗高血压药属于利尿药，有排钾作用，如果钾摄入不足或摄入量少于排出量，则会导致电解质紊乱。可适当多吃含钾高的食物，如芹菜、菠菜、丝瓜、茄子、蘑菇、花生、香蕉、橙子等。此外，还应注意补充钙质和维生素。部分高血压的发生与钙摄入不足也有一定的关系。钙摄入量应以每天1 000毫克为宜，一杯牛奶或豆浆含钙量约200毫克，牛奶、奶酪、大豆制品、核桃、木耳、紫菜及硬壳海贝类、虾皮等都是含钙丰富的食物，可适当多食。新鲜水果和蔬菜中含有丰富的维生素，如西红柿、黄瓜、芹菜叶、油菜、小白菜、大枣、橘子等，也是高血压患者应当多补充的食物。这些食物中富含的维生素B和维生素C可促进胆固醇转化为胆酸排出体外，起到改善心脏功能和血液循环的作用。

2. 饮食可影响抗高血压药的药物体内过程及药效发挥　食物与药物之间的相互作用较为复杂，饮食会对抗高血压药的药物体内过程产生一定的影响。抗高血压药的剂型、化学结构不同，受饮食影响的程度也不同。只有掌握正确的服药方法，注意饮食的合理安排，才能保证抗高血压药疗效的发挥，并避免可能发生的不良反应。

（1）血管紧张素转换酶抑制药（普利类药物）：相当一部分血管紧张素转换酶抑制药本身没有或仅有非常低的抗高血压作用，只有在口服经肠道或肝脏分解后才能产生强烈的抗高血压作用，如培哚普利。若餐后服用该类药物，遇到食物会影响其在肠道的吸收和转换，降低药效，因此必须在餐前服用。但也有例外，如赖诺普利，口服后能够直接发挥抗高血压作用，不需要经肠道或肝脏的吸收转换，不受食物的影响。卡托普利虽也属于口服后能直接发挥抗高血压作用的药物，但其吸收却受食物的影响，空腹服用时，人体能吸收口服量的60%～70%，而餐后服用仅能吸收口服量的30%～40%，故一般建议餐前1小时服用。

（2）钙通道阻滞药（地平类药物）：大多数钙通道阻滞药的吸收都会受到进食的影响。非洛地平，口服后吸收完全，药效发挥较快，服药同时进食可增强药物疗效，但药物发挥抗高血压作用的时间延迟。尼群地平，早餐前服用，降低早晨血压和一天平均血压的效果比早餐后服用更明显,且较少出现面红、心慌等症状。氨氯地平,口服后吸收完全,药物作用缓慢而持久,服药后进食与否并不影响其抗高血压效果。

(3)β受体阻滞药:饮食对β受体阻滞药类药物的抗高血压效果也有一定的影响。如服用美托洛尔的同时食用肉食,美托洛尔的抗高血压效果可从40%增加至70%。拉贝洛尔口服后吸收完全,由于其在阻断β受体的同时还能阻断α受体,进食前服药,过快的吸收易引起胃部不适和直立性低血压等不良反应,因此建议在餐后或两餐之间服用,偶尔忘记服药时也应在少量进食后补服。

3.吸烟、饮酒、浓茶等影响抗高血压效果　吸烟对人体健康危害极大,高血压患者更不应吸烟。烟草中所含的尼古丁、一氧化碳等有害成分会刺激心脏,使心率加快、血管收缩增加,导致血压升高。而且患者长期吸烟,其血管壁肾上腺素受体敏感性降低,当服用α受体阻滞药或β受体阻滞药等药物时,无法获得满意的减缓心率和抗高血压效果。

服用任何抗高血压药都需忌酒和含酒精饮料。酒精本身具有兴奋作用,能增加心肌收缩力,加快心率,引起血压升高。高血压患者饮酒量应限制在25克/天(白酒50毫升)以下,必要时应完全戒酒。酒精还具有扩张血管的作用,一次少量饮用葡萄酒或低度酒,有利于活血、减少动脉硬化,但不可过量。但一次大量饮酒会使血管扩张、血容量增加,与抗高血压药同服,二者形成叠加作用,可能会引起血压过度下降甚至导致休克。

抗高血压药最好用温开水送服,至少应在服药30分钟后再饮用茶或咖啡等饮品,不要在服药前后喝牛奶,在服用长效钙通道阻滞药类抗高血压药时应至少在间隔12小时后再饮用西柚汁。绿茶中所含的鞣酸易与药物发生反应生成难溶性物质而影响吸收；咖啡因可促进胃酸分泌，对胃黏膜有一定的刺激作用；牛奶可在药片表面形成覆膜，使牛奶中的钙、镁等矿物质与药物发生化学反应，影响药效；西柚汁中含有柚皮素，可抑制肝脏代谢酶系统，从而影响某些抗高血压药（如硝苯地平等钙通道阻滞药）的代谢，使其血药浓度升高，毒性增强，导致血压过度下降。

总之，如何控制饮食和抗高血压药与饮食的关系一直是广大高血压患者关注的重点问题。中医自古以来就有"药食同源"的说法，正因为食物也具有"药性"，过多摄入时才须警惕量变产生质变。高血压患者在掌握正确服药方法的同时，还应当注意保持饮食的科学搭配，保证合理膳食，才能实现事半功倍的抗高血压效果。

用 药 指 导

成人用药指导

原发性高血压是一个长期甚至终身存在的疾病，因此要求患者坚持长期规范服用药物，不多服、不漏服、不随意停药。

抗高血压药服用时间首先需要看药物作用的维持时间：如果是长效制剂，常规每天服用1次即可，晨起服用；如果是每天服用两次，则在早晨和傍晚服用。其次要看血压波动的特点：通常的血压波动规律为勺型，具有白天高、晚上低的特点，该类患者如果服用长效抗高血压药，早晨服用一次即可；而部分患者血压波动规律呈现非勺型和反勺型，即具有日夜差异消失甚至晚上血压高于白天血压的特征，这些患者就需要在早晨服用1次抗高血压药后晚上加服1次，以避免夜间血压升高。最后还要结合药物本身的作用特点,如利尿药应在早晨服用,避免晚上服用可能造成的夜尿次数增加,晚上服用既影响睡眠,又不利于血压控制。

需要注意的是,抗高血压药中部分药物为了达到缓慢持续在体内释放的目的制成了各种缓释、控释制剂。不同缓控释制剂的制作工艺不同,因此部分药品可以掰开服用,另一部分药品只能整片吞服。如:常用的美托洛尔缓释片、部分厂家生产的硝苯地平缓释片,药片中间有刻痕,可以掰开使用;而硝苯地平控释片、非洛地平缓释片、吲达帕胺缓释片、部分厂家生产的硝苯地平缓释片,药片中间没有刻痕,需用水整片吞服。不管是何种缓控释制剂,均不可咀嚼或研碎服用。有的药物服用后,药片中的非活性成分可完整地通过胃肠道,以不溶的外壳随粪便排出,如硝苯地平控释片,出现以上情况患者不必担心,这是正常现象。

儿童用药指导

绝大多数患原发性高血压的儿童通过非药物治疗即可达到血压控制目标。若需药物治疗,原则是从单一用药、小剂量开始。普利类、沙坦类及地平类抗高血压药在标准剂量下较少发生副作用,通常是儿科抗高血压药的首选。利尿药通常作为二线抗高血压药或与其他种类抗高血压药联合使用。α受体阻滞药和β受体阻滞药,因为副作用的限制,多用于严重高血压和联合用药(各类抗高血压药具体品种可参见常用抗高血压药分类列表)。

老年人用药指导

老年高血压患者的理想抗高血压药应具有平稳、有效,安全、不良反应少,服药简便、依从性好的特点。须紧急降压处理的情况除外,老年患者在降压过程中切勿急躁,不应要求过快、过度降低血压。常用的5大类抗高血压药在老年患者中均可选用。

需要注意的是,对于存在吞咽或口服药物困难的老年患者在服用药物需要研碎时,应尽量避免选择不能咀嚼或研碎的缓控释剂型药物,如硝苯地平控释片、硝苯地平缓释片、非洛地平缓释片、美托洛尔缓释片、吲达帕胺缓释片等。

孕妇及哺乳期妇女用药指导

孕妇及哺乳期抗高血压药选择原则是有效控制血压的同时,充分考虑药物对母婴的安全性。目前没有任何一种抗高血压药对妊娠高血压患者是绝对安全的。医生会权衡利弊,选择合适的药物并在给药前向患者说明。但普利类、沙坦类抗高血压药有明确的致畸不良反应,禁用于妊娠高血压患者,而且要求一般在妊娠计划6个月前停用以上这两类药物。地平类药物,部分药物(如硝苯地平控释片、西尼地平片、非洛地平缓释片等)的说明书中指出禁用于受孕和哺乳期妇女,但国内外均有硝苯地平用于高血压孕妇治疗的案例。氨氯地平、左旋氨氯地平、尼群地平等药物在孕妇中缺乏相应的应用资料,说明书中没有明确提出禁用,因此须谨慎使用该类药物。妊娠期使用β受体阻滞药可能引起胎儿各种问题,包括:胎儿发育迟缓、心动过缓,因此一般不推荐使用,若必须使用,需严密监测胎心和胎儿发育情况。孕期一般不使用利尿药(如氢氯噻嗪等)降压,以防血液浓缩、有效循环血量减少和高凝状态的发生。其中螺内酯具有抗雄性激素作用,并能通过胎盘,因此不推荐孕妇使用。α受体阻滞药(如乌拉地尔缓释片)的说明书中明确指出受孕和哺乳期妇女禁用。

用药案例与解析

案·例·1

对药物治疗重视不足

病史:患者,女,70岁,因反复头晕头痛数年,加重1年入院治疗。询问患者详细情况后,得知该患者数年前无明显诱因下出现头晕头痛,呈阵发性发作,头晕症状与体位无明显相关性,夜间头晕症状较晨起时加重,偶有视物旋转、胸闷、胸痛、晕厥等症状。1年前患者在当地诊所测血压时发现血压升高,最高约为180/95毫米汞柱,门诊予药治疗后,测得血压稳定在130/70毫米汞柱。由于其自觉血压已稳定多时,便擅自停药。入院诊断为原发性高血压。该患者目前治疗方案为单硝酸异山梨酯缓释片+非洛地平缓释片。

解析:案例中这位原发性高血压患者症状较为典型,通过上述方案的治疗,患者血压基本控制良好。用药后患者血压控制平稳,加上长期服药,在疾病治疗上思想松懈、重视度降低,导致患者做出停药举动,引起疾病复发并趋于加重。原发性高血压属于需要长期治疗的疾病,应当听从医生或临床药师等专业人员意见,不可随意自主停药。如果只是根据某天的情况进行调整,则很有可能导致血压波动,进而增加心血管事件发生的风险。

该患者既往用药方案可较好地控制血压,且无其他明显异常,所以建议继续使用原治疗方案并观察1~2周血压情况再考虑是否调整用药方案。

案·例·2

过分担心药物不良反应不接受药物治疗

病史：患者，女，26岁，平时血压约145/80毫米汞柱，自述未服用抗高血压药。详询原因，该患者两年前受孕，妊娠第4个月，患者出现血压升高的症状，由于怀揣"是药三分毒"的想法，担心药物伤及胎儿，因此拒绝药物治疗，妊娠8个月时胎死宫内。现再次受孕，恐重蹈覆辙，在家人劝说下，入院治疗，入院时血压190/110毫米汞柱。入院诊断为妊娠伴慢性原发性高血压。该患者目前治疗方案为甲磺酸酚妥拉明片＋硝苯地平片。

解析：药物是一把"双刃剑"，治疗疾病的同时也会导致不良反应的发生。普通高血压患者不能因为服用抗高血压药出现不良反应而停药或因为担心不良反应而拒绝药物治疗；特殊高血压患者，如本案中的妊娠伴慢性高血压患者，虽然首次妊娠时高血压症状不明显，但导致的后果是严重的，有研究表明，妊娠合并慢性高血压对孕妇及胎儿的影响较高，由此造成的死亡率比正常孕妇高5倍，脑血管意外的风险及胎盘早剥的发生率也有提高。大多数药物对胎儿确实缺乏足够的安全性，所以选择药物一定要遵循医嘱，而不是拒绝治疗。如果出现不良反应，应当及时就医，在医生或临床药师指导下减少导致不良反应发生的药物的剂量，或停用这些药物并换成其他类抗高血压药。如果是服药初期出现不严重且机体可耐受的或说明书明确指出可随服用时间延长而消失的不良反应，患者应适当坚持服药，因为有些不适感会在患者服药一段时间后明显缓解甚至消失。

对于妊娠患者，当血压≥180/110毫米汞柱时，需要静脉抗高血压治疗，酚妥拉明为产科常用抗高血压药，起效快，可及时控制症状，但由于其可能导致母体血压显著下降而引起胎儿缺氧，因此应权衡利弊决定使用时机。硝苯地平口服制剂日常使用方便，相关研究暂未发现有明显的致畸风险，使其成为现今抗妊娠期高血压的主要药物之一。但该类药中有些药物（如硝苯地平控释片）的说明书上提示有"孕妇禁用"，购买时也需注意说明书内容。

自行加量控制过度

病史： 患者，女，78岁，2年前有脑梗死病史，原发性高血压史20年，因晕倒家中，头部受到撞击被送入医院治疗。详询患者家属病史，得知其家庭多数成员患有心脑血管疾病，患者妹妹65岁死于急性心肌梗死。既往用药方案为硝苯地平＋阿司匹林＋辛伐他汀，平时收缩压控制在约130毫米汞柱，曾多次向家人反映自己头晕，怀疑血压控制不佳，但家人陪同其前往社区测量，显示血压均在目标范围内（收缩压＜130毫米汞柱）家人怀疑其自主增加药量。入院诊断为单纯收缩期原发性高血压，脑梗后遗症。该患者目前治疗方案为氯沙坦片＋氢氯噻嗪片＋阿司匹林肠溶片＋辛伐他汀片。

解析： 该患者有心血管疾病家族史，结合其情况，属于心脑血管意外高风险人群。《2015中国脑血管病一级预防指南》指出：患者血压水平高于160/100毫米汞柱可使脑卒中再发风险明显增加,建议积极控制血压,在患者可耐受的情况下,最好能将血压降至140/90毫米汞柱。但如果抗高血压过程中出现临床上脑缺血的现象(头晕、易困乏),则不能一味要求低血压,应当调整抗高血压目标值,降至患者能够耐受的状态,所以,保证一定的脑灌注是脑卒中患者抗高血压治疗的首要前提。

家庭环境情况、自身身体状况及心理因素都是导致自主增加药量的原因,患者可能担心自己血压控制不佳带来不良后果,殊不知控制过度同样会给身体带来严重影响。特别是该类脑卒中患者,一味地将血压控制得过低,会导致脑灌注不足而引发眩晕等症状,严重者会导致意外事件发生而死亡。由于该患者没有血糖异常,用上述治疗方案能在保护老年人肾脏功能的同时起到血压控制和心血管事件预防的作用。

案 例 · 4

自行减量或停药

病史:患者,男,50岁,有原发性高血压史2年,因夜尿增多数月,视物模糊,头痛、心慌数日入院治疗,询问病情获知该患者2年前体检发现患有原发性高血压,医院予药物治疗后,测得血压稳定,由于其自觉进入夏季后症状控制良好,所以擅自减量,甚至觉得不方便时就不吃。入院诊断为急进性高血压伴肾损害。该患者目前治疗方案为硝普钠针+卡托普利片+氨氯地平片。

解析:急进性(恶性)高血压多数由缓进性(普通)高血压

发展而来,其特点为发展迅速、病情严重、以年轻患者居多且早期可出现视网膜病变和(或)肾衰竭等症状。由此可见,本案例中患者的症状较为典型,属于急进性原发性高血压。由于进入夏季后,患者血压本身较其他季节下降,且患者较为年轻,工作生活较为忙碌,服药多有不便,综合环境因素及个人因素,患者选择"三天打鱼,两天晒网"的服药模式,即"想起来就吃,想不起来就不吃",最终导致疾病加重,并造成靶器官(心、脑、肾、眼等)损害。血压有昼夜变化,也有季节变化,该类疾病确实具有一定的节律性,夏季对于原发性高血压而言会有一定缓解,但患者不可因此而停药,是否需要针对夏季来调整抗高血压治疗方案,这要依据是否有明显低血压症状的出现来判断,听从医生或临床药师等专业人员的意见,不能随意减量或停药。

该患者已合并损害,因此治疗的关键在于短时间内控制血压并防止肾功能进一步恶化。方案中硝普钠能快速缓解患者高血压症状,ACEI(普利)和CCB(地平)属于具有肾脏保护作用的抗高血压药,且能逆转心肌重构,对脂质代谢、糖代谢也无不良影响,适合该案例患者使用。

案·例·5

重视过度,出现焦虑,影响生活

病史:患者,女,51岁,退休后被诊断为原发性高血压,虽然坚持服药,但是仍然感觉血压控制不理想,详问原因,患者自述近期心情烦躁,食欲不好,睡眠质量也很差,经常控制不住情绪而发火,家属陪同前往心理科就诊,诊断为更年期综合征。经过药物治疗一段时间后,患者再次复诊时情绪明显好转,血压也较之前下降,并较为稳定。入院诊断为更年期综合征、原发性高血压。该患者目前治疗方案为氟哌噻吨美利曲辛片+厄贝沙坦片。

解析:虽然原发性高血压发病机制并不完全明确,但心理因素在疾病的生成发展中扮演十分重要的角色,长期处于紧张状态会连续刺激大脑皮层导致其功能紊乱使其丧失对皮下血管舒缩中枢的调控功能,引起小动脉痉挛,最终导致血压上升。相关研究表明,高应激区人群的高血压发病率明显高于低应激区人群。

该患者血压降不下来,是情绪不稳定所致,因此,如果高血压患者长期血压控制不佳,且伴随情绪及睡眠问题,就应当及时前往心理科或精神科进行诊治,明确是否存在精神疾病。消除存在的问题,才可更好地治疗疾病。

案 例 · 6

听 信 偏 方

病史:患者为若干老年人,集体发生恶心、呕吐,被家人送往医院后,检查发现肝功能等多项指标严重受损,经询问,皆曾吞食经熬制的橄榄树皮,因为其中某位老人听说橄榄树皮可以抗高血压、治咳嗽,集体意图用该法替代药物进行治疗,才食用一次便出现中毒反应。入院诊断为食物中毒、原发性高血压。这些患者目前治疗方案为催吐+血液净化+抗高血压药。

解析：原发性高血压是多因素综合后导致的一种结果，需要进行系统性的综合治疗。某些食物、保健品或偏方号称可以"永远断根，立竿见影"，其实没有丝毫作用，甚至适得其反，有些或许存在微弱的抗高血压作用，但效果最显著的还是进行规范的抗高血压治疗。如果因为某些所谓的偏方而放弃血压监测和规范治疗，很可能造成后期血压的急剧升高，甚至造成心、脑、肾等靶器官的损害。如必须使用偏方、保健品等手段治疗，最好先询问医生或临床药师的意见，以免发生不良后果。

本案例患者均为老年人，容易听信偏方而擅自更改治疗方案，为避免意外事件的发生，需要养成正确的疾病治疗观念，同时也需要家庭子女的关心和医护人员的引导，指导他们疾病治疗，要相信科学，不要盲目听信偏方。

温馨提示

（1）高血压患者不能随意停药或减量，否则会导致血压波动或反复。

（2）高血压患者用药期间，同时需要注意情绪的控制，不能过于焦虑或紧张，必要时可前往心理科或精神科诊治，提高抗高血压效果。

（3）高血压患者不能轻信偏方，以免延误病情，甚至带来身体伤害。

杨昭毅　方先骏　吴　妍　孙　立

黄　燕　江　佳　任刘丽

第三部分　用药常见问题解析

Q1 常见的高血压治疗药物有哪些？

答： 目前临床指南推荐的一线抗高血压药主要有以下5类：利尿药（如氢氯噻嗪、阿米洛利、螺内酯等）、β受体阻滞药（药名最后2个字为"洛尔"）、钙通道阻滞药（药名最后2个字为"地平"）、血管紧张素转换酶抑制药（药名最后2个字为"普利"）、血管紧张素Ⅱ受体拮抗剂（药名最后2个字为"沙坦"）。以上5类抗高血压药及固定低剂量复方制剂均可作为高血压初始或维持治疗的选择药物。如有必要，还可以选择其他抗高血压药。具体的抗高血压机制请参考本书第二部分内容。

Q2 高血压的用药原则是什么？

答： （1）小剂量开始：绝大多数患者需要长期甚至终身服用抗高血压药。小剂量开始有助于观察治疗效果和减少不良反应。如效果欠佳，可逐渐增加剂量。达到血压目标水平后尽可能用相对小而有效的维持量以减少副作用。

（2）优先应用长效制剂：尽量使用每天1次服用而具有24小

时平稳抗高血压作用的长效制剂，以有效控制整体血压与晨峰血压，更有效地预防猝死、脑卒中和心肌梗死等心血管事件的发生。中、短效制剂，每天须服药2～3次，易发生漏服或错服，导致血压波动较大，心血管病风险增加。

（3）联合用药：只有30%～40%的高血压患者服用一种抗高血压药就能降压达标，约70%的患者需联合应用两种或两种以上作用机制不同的抗高血压药才能达标。抗高血压药小剂量联合，具有机制互补、作用叠加、互相抵消或减轻不良反应的特点。联合用药，既可以选择服用多种抗高血压药，也可服用单片的复方制剂。

（4）个体化：患者的体质各有差异，引起高血压的机制不同，一类药物对部分患者有效，对另外一部分患者也许并不适宜。因此，不能机械地套用或照搬他人有效的药物治疗方案。应由医生根据患者的具体情况如年龄、血压升高的类型与幅度、有无并发症等量身定制合适的抗高血压方案。

Q3 什么是高血压的个体化药物治疗？

答： 所谓高血压的个体化治疗，就是指根据高血压患者的疾病类型、患者具体情况、耐受性、个人意愿和长期承受能力，选择适合患者的抗高血压药和其他治疗措施进行治疗，以达到控制血压的目的。

Q4 什么时候开始用抗高血压药治疗？

答： 对于初诊的高血压患者，需要根据心血管危险分层来决定何时开始服抗高血压药。低危患者可先改善生活方式并监测血压及其他危险因素3个月,这是因为限盐、运动、减肥等生活方式的改善有助于抗高血压;中危患者改善生活方式并监测血压及其他危险因素1个月,若血压仍≥140/90毫米汞柱则启动抗高血压药治疗;高危、极高危患者,必须立即开始服抗高血压药,并同时减少并存的危险因素和临床情况。

Q5　药物抗高血压的目标值是多少?

答:　高血压患者治疗的获益,主要来自降低血压水平本身。一般患者在能耐受的情况下,逐步把血压控制到<140/90毫米汞柱,是保证降压获益的根本;糖尿病、肾病等合并危险因素的患者,建议血压控制到<130/80毫米汞柱;老年患者可适当调整抗高血压目标为<150/90毫米汞柱,如能耐受可进一步降低;严重颈动脉狭窄或高龄老年患者更应根据个人的耐受性谨慎地逐步降压,舒张压一般不宜低于60～70毫米汞柱。

Q6　抗高血压药常见副作用有哪些?

答:　①皮疹、胃肠道反应,这是降血压药共有的副作用,但发生率并不高,发生后调整药物即可。②咳嗽,这种副作用很常见,主要表现为干咳、无痰、伴有咽部发干,多在夜间或平卧位时加重。这种情况基本发生在服用依那普利、贝那普利等血管紧张素转换酶抑制药的患者身上,多出现在服药后1周左右,处理方式是换成血管紧张素Ⅱ受体拮抗剂或其他抗高血压药。③下肢水肿,这种情况也比较常见,主要发生在服用氨氯地平等钙通道阻滞药的高血压患者身上,处理方式是换成其他抗高血压药。④电解质紊乱,有些抗高血压药可能会对电解质有影响,如血管紧张素转换酶抑制药及血管紧张素Ⅱ受体拮抗剂药物有一定的保钾作用,如果联用螺内酯或其他补钾药物,可能引起血钾升高,特别是合并肾功能异常的患者尤其应注意,部分利尿药有导致低钠、低钾等电解质紊乱的风险,也要加以注意。⑤ 面部潮红,服用一些氨氯地平、硝苯地平和非洛地平等钙通道阻滞药可能会出现面部潮红、发烫的感觉。⑥ 影响血糖、尿酸,常见于利尿药。⑦ 影响心率、心律,常见于β受体阻滞药。总之,抗高血压药有一定副作用,但也不能因噎废食而因此不吃,不控制好血压对身体危害更大。正确的做法应该是根据自己身体的情况,在医生的指导下,选择最合适的抗高血压药。

Q7 如何看待抗高血压药的副作用?

答: 一些高血压患者担心药物的副作用,只要无症状,就不愿意服药;看药品说明书有副作用就不敢服药;出现了不良反应就自行停药、换药。这些都是错误的做法。任何一种抗高血压药都可能有人无法耐受。药品说明书上列举的不良反应,是该药在试验阶段和临床上长期使用发现的各种不良反应的总结,发生率仅为1%～5%,并不是每个患者在用药后都会发生。一些比较严重的副作用仅在特定的条件下才会发生。如β受体阻滞药只有在哮喘体质的人群中才会诱发哮喘发作,一般人群概率很小。此外,抗高血压药的不良反应一般是可逆的,停止用药后可逐渐消失。有些抗高血压药的不良反应还可以通过联合用药来抵消,如长期服用钙通道阻滞药类可出现踝部水肿,联合小剂量的血管紧张素转换酶抑制药或利尿药即可减轻甚至消除水肿,并能增强抗高血压作用。高血压不控制所带来的危害是严重的,甚至是致命的,抗高血压药的益处是非常明显的,药物的副作用发生率是很低的。只要在医生指导下合理用药,一般都是安全的,可长期应用。

Q8　如何处理服用普利类抗高血压药引起的干咳?

答： 普利类抗高血压药无痰干咳的副作用是导致停药的主要原因,极大地限制了该类药物在临床的应用。其导致的顽固性干咳与其抑制缓激肽的降解有关,目前主要的处理方案是停用正在服用的普利类药物,1～2周内干咳症状会消失。可在医生的指导下选择其他类型的抗高血压药,如沙坦类药物、钙通道阻滞药等。

Q9　如何处理服用地平类抗高血压药导致的水肿?

答： 地平类抗高血压药为外周静脉扩张药物,会导致水肿,主要与其扩张微循环小动脉和小静脉间的不平衡有关。即地平类抗高血压药对微循环小动脉的扩张作用较强,而对微循环小静脉的扩张作用较弱,使液体进入机体低垂部位如足踝部的组织间隙中,从而引起足踝部水肿,大多情况下可以耐受。个别患者出现下肢水肿可以联合使用利尿药以减轻症状;或在医生指导下换为普利类或沙坦类抗高血压药,以扩张静脉,减轻水肿。同时注意在服药期避免长时间站立行走,必要时可穿着弹力袜。

Q10　什么情况下需要联合应用抗高血压药?

答： 若患者血压升高幅度较小(<160/100毫米汞柱),起始治疗可选用一种抗高血压药。若治疗2～4周后血压控制不满意,可以考虑联合用药。如果就诊时患者血压明显升高(超过目标值

20/10毫米汞柱以上),初始治疗即应选择两种抗高血压药或选用新型固定复方制剂,这是因为在一般情况下单药治疗的最大降压幅度约为20/10毫米汞柱,这种情况下应用一种药物很难使其血压达标。

Q11 联合应用抗高血压药需要遵循什么原则?

答: 联合用药的基本原则是作用机制互补、抗高血压作用相加、不良反应抵消。我国高血压防治指南推荐以下6种联合用药方案作为首选:普利类药物与利尿药,沙坦类药物与利尿药,普利类药物与地平类药物,沙坦类药物与地平类药物,地平类药物与利尿药,地平类药物与β受体阻滞药。部分患者经过两种药物联合治疗后血压仍不能达标,可考虑三种药物联合,此时普利类/沙坦类药物、地平类药物和利尿药的组合方式适合大多数患者。

Q12 最多能同时联合使用几种抗高血压药?

答: 抗高血压治疗方案通常应用4～6周时达到最大抗高血压效果。服药后1周时血压下降的幅度是该药可达到的最大降压幅度的一半。标准剂量下,各类抗高血压药的平均降压幅度为(10～20)/(5～10)毫米汞柱。血压不达标时,可逐渐增加该药剂量至最大治疗剂量,仍未达标,可联合其他种类的抗高血压药,可以两种、三种,甚至四种,以达到控制血压的目的。

Q13 哪些抗高血压药不能联合使用?

答: 一般相同作用机制的抗高血压药不宜联合使用,如硝苯地平和氨氯地平合用不仅不能疗效互补,反而增加副作用。联合使用增加不良反应的抗高血压药不宜联合使用。如血管紧张素转换酶抑制药与保钾利尿药（如螺内酯）合用，易导致高血钾，或使肾功能不全患者病情加重；β受体阻滞药与利血平合用，容易产生直立性低血压，加重心动过缓。因此患者在一种抗高血压药控制血压不佳而考虑联合应用时，应咨询专科医生或临床药师。

Q14　不想同时吃几种抗高血压药，直接增加一种抗高血压药的剂量可以吗？

答： 高血压的治疗首选单药治疗。标准剂量的单药治疗若未达标，则增加至可以耐受的最大推荐剂量；若仍未达标，则增加第二种药物；若两种药物联用并均达最大剂量还未达标，则小剂量增加第三种药物，并增加剂量至血压达标。患者试图直接通过增加一种抗高血压药的剂量来取代抗高血压药的联合应用是不可以的，因为一般联合应用抗高血压药是由于单药最大剂量无法控制高血压，故联合应用以达到控制血压、减轻不良反应的目的。因此直接增加一种抗高血压药的剂量是不可以的。

Q15　在服用抗高血压药治疗时，应注意哪些事项？

答： （1）高血压患者应该坚持长期、规律地服用抗高血压药，不要错服或漏服，不能随意更改剂量，还需要定期监测血压。发现血压较高，出现头痛、头晕等症状时，应服用常备抗高血压药，卧床半小时左右再起床，并及时就诊。

（2）血压降得不是越低越好，如果降得过低可能会导致器官供血不足，如服药后血压降幅过大引起心慌、头晕等不适时，可处卧位,防止因晕倒而导致的意外。

（3）高血压患者应定期进行高血压门诊治疗,以便得到医生的及时指导,调整抗高血压药。应定期复查血、尿常规,以及早发现药物副作用,调整药物。

（4）应该注意生活方式的改善,限制钠盐、酒精的摄入,避免情绪波动,增强体育锻炼,多饮白开水。

Q16 哪些药物降上压（收缩压）效果好?

答： 大量研究证实,收缩期高血压所带来的危害可能比舒张期高血压的更大。地平类抗高血压药是治疗单纯收缩期高血压的首选药物。长期服用地平类抗高血压药可改善血管内皮细胞功能,提高大动脉顺应性,另外地平类抗高血压药还有抗氧化,抑制血管平滑肌细胞增殖和迁移,抗动脉粥样硬化的作用。硝酸酯类药物也可以在体内巯基的作用下,形成外源性一氧化氮,改善大动脉顺应性,选择性地降低收缩压。

Q17 哪些药物降下压（舒张压）效果好?

答： 舒张期高血压也不容忽视,如果不及时治疗,随着年龄增长,预后会变差。舒张压的高低主要反映外周阻力的大小。单纯舒张压升高可选用对周围血管有高度选择性的长效钙通道阻滞药,α受体阻滞药也可直接扩张血管,使舒张压明显下降。单纯舒张期高血压应根据心率快慢,合理选用抗高血压药,有时也需要联合用药。无论哪一种类型的高血压,无论服用什么药物,低盐饮食,控制体重,都是有效治疗的基础和根本。

Q18　这么多的抗高血压药,该如何选择?

答：　当前市场上抗高血压药很多,医生通常根据患者病情(有无心、脑、肾并发症)、血压的高低、年龄及既往用药效果、副作用等诸多因素来确定最佳治疗方案。既要抗高血压效果好,又要副作用小,因此在抗高血压药的选择上应注意个体化,在选择有效抗高血压药的同时,还要考虑到对靶器官的保护作用。例如,心率较快的青壮年患者或有心绞痛的患者,可首选β受体阻滞药,也可选择长效地平类、普利类或沙坦类药物;高血压伴糖尿病的患者应首选普利类或沙坦类药物;单纯收缩期高血压的老年患者可选用地平类、普利类或沙坦类药物。因此,患者不能根据其他患者的用药经验或推荐自行选择用药。

Q19　各种抗高血压药的抗高血压效果一样吗?

答：　不一样。各种抗高血压药的作用机制各异,作用时长和适用范围也均有不同。对不同患者来说,即使是同一种抗高血压药,抗高血压效果也可能不一样。此外,抗高血压药的副作用复杂,应在医生或临床药师的指导下选择。

Q20　哪种抗高血压药是最好的?

答：　抗高血压药没有最好的,只有更合适的,患者应根据自身情况在专科医师或临床药师的指导下选择适合自己的抗高血压药。

Q21 哪种抗高血压药抗高血压作用最强?

答: 从整体人群来说,目前市场上的抗高血压药作用机制不同,但抗高血压效果却相差不大。具体到个人,同一个抗高血压药,在不同的人身上抗高血压效果可能完全不同。某一类抗高血压药,可能对于某个患者抗高血压效果较好,但对另一个患者的血压却控制不佳。因此不存在最强的抗高血压药,最合适的抗高血压药才是最好的。

Q22 抗高血压药吃久了,需要换一下吗? 换用抗高血压药有哪些注意事项?

答: 如果血压控制得好,又没什么不良反应,没有必要换用抗高血压药。当所服用的抗高血压药抗高血压效果不理想,或出现了难以耐受的不良反应,就可以在医生或药师的指导下更换原先服用的抗高血压药。更换抗高血压药的前两天要注意监测血压的波动情况,如果控制效果不理想,或出现难以耐受的不良反应,要及时就诊。

Q23 要做手术了,须停用抗高血压药吗?

答: 不能因为做手术就停用抗高血压药。因为如果血压过高,会增加术中出血风险,延缓伤口愈合,影响手术效果。一般情况下,主治医生会在手术前根据患者的情况调整为使用长效抗高血压药,或将口服药换为静脉注射给药。麻醉医生也会在术前交代用药方法,并在手术过程中采用静脉给予其他药物的方法控制血压。因为患者之间存在个体差异,所以患者一定要仔细询问医生手术当天该如何用药,如果存在疑问,应及时与医生沟通。

Q24 血压控制不好是否需要换药？

答： 血压控制不好，要看具体情况，如果患者是3种药物联合应用，还不能很理想地控制血压，这时要考虑患者本人是否正常按时服药，近期有无情绪波动，生活习惯是否改善，有无合并用药，有无"白大衣效应"等外因，如果没有要及时考虑进一步检查，是否为继发性高血压。高血压难以控制，久之则易引起各种并发症。难治性高血压指的是在改善生活方式的基础上，联合应用了足量且合理的3种抗高血压药（包括利尿药）后，血压仍在目标水平之上，或至少需要4种药物才能使血压控制达标。难治性高血压的治疗需要医生、药师、护士、患者等多方面的努力。总之患者要充分配合医生，通过多重手段，做到早发现早治疗。

Q25 只要按时、规律地服用抗高血压药就可以控制好血压了吗？

答： 部分原发性高血压患者认为，得了高血压后只要坚持长期、规律地服药就可高枕无忧。其实药物治疗必须建立在健康生活方式的基础之上，两者缺一不可。吸烟、过量饮酒、高盐饮食等不良习惯如不加以控制，会继续损害血管，药物再好也难有良效。正确的做法是除合理用药外，必须做到自我管理，坚持健康的生活方式。此外别的疾病也可能导致继发性血压升高，单纯用抗高血压药是难以控制的，要加以区分。

Q26 是不是坚持按照医生给的处方服用抗高血压药就可以了？

答： 患者应该坚持长期、规律地服用抗高血压药，不要错服或漏服，还需要定期监测血压。如发现血压较高，出现头痛、头晕等症状时,服用抗高血压药后卧床半小时左右再起床,并及时就诊。高血压患者应定期测量血压,进行高血压门诊治疗,以便得到医生的及时指导,调整抗高血压药。坚持长期吃药的同时,还要进行血压监测,关注身体状况,必要时调整用药。

Q27 如果忘记服用抗高血压药,该怎么处理?

答: 若患者服用的是长效制剂如苯磺酸氨氯地平(钙通道阻滞药),由于半衰期长,服药48~72小时内血液中的药物能保持一定的浓度,即使漏服一次,血压也可以控制在一定范围内,一般不用加大剂量补服漏服的药物,只需在记起来的当天按原来的服用方法服药即可。如果漏服药时间超过72小时且体内药物浓度降幅较大,可以加服一粒短效抗高血压药。若患者应用的是短效抗高血压药,漏服会造成血压升高。如白天漏服并发现,应该补上漏服的药物,并适当推迟下一次服药的时间;如夜间漏服并发现,由于夜间血压大多相对白天低一些,漏服不一定要补服,具体视血压情况而定。特别提醒,当抗高血压药漏服时,千万不要擅自加量,即把两次的剂量合并在一起一次服用,这样做有可能导致血压骤降而造成严重后果。

Q28 抗高血压药一般每天什么时间服用?

答: 抗高血压药的服用时间应根据血压的动态变化而定。一般患者的血压呈"两峰一谷"的状态波动,即9:00~11:00、16:00~18:00血压最高,从18:00起开始缓慢下降,至次日2:00~3:00最低。因此,每天1次的抗高血压药一般在清晨7:00服用;每天2次的抗高血压药7:00和14:00服药为宜,不宜在睡前服用,以免夜间血压下降波动大,引起并发症。约10%的患者白天血压正常、单纯夜间高血压,这是一种"隐蔽性高血压",需做动态血压才能确诊,这种患者需要睡前服药。

Q29 抗高血压药有的一天服用1次,有的一天服用好几次,哪种比较好呢?

答: 抗高血压药指南指出,优先使用每天1次给药而抗高血压作用持续24小时的长效制剂,以有效控制夜间和白天血压,更有效地预防心脑血管并发症的发生。如使用中、短效制剂,则需每天2～3次给药,以达到平稳控制血压的目的。对需要联合治疗的患者,为了提高治疗达标率和患者依从性,优先推荐单片复方制剂。

Q30 抗高血压药一天吃几次比较好?

答: 对于短效抗高血压药,药效持续时间较短,一般每天服用2～3次。长效抗高血压药,药效持续时间较长,一般每天晨起服用1次,若患者夜间血压控制不佳,可在睡前加用1次短效抗高血压药。服药种类和方式因人因药因病情而异。患者应依照说明书和医嘱,规律服药,定期监测血压。

Q31 诊断为高血压后必须要尽早服药吗?

答: 有些通过调整生活方式还是降不下来的高血压患者仍不愿意服药,担心抗高血压药会有副作用,且一吃就停不下来了,或者觉得高血压没什么感觉,吃药还太麻烦,所以拒绝服药。这种观点十分危险。任何药物都有一定的副作用,但权衡利弊,持续不受控制的高血压可能导致心、脑、肾及全身血管等靶器官的损害,并导致冠心病、脑卒中、肾衰竭等一系列并发症,给患者带来极为严重的后果。其危害远大于服用抗高血压药给身体带来的副作用。因此,除早期轻度高血压患者、在经过严格健康生活方式调整而抗高血压达标者不需要用药外,其他患者一旦发现罹患高血压,都应尽早服药治疗。抗高血压药不会引发耐药。血压控制得越早,就能越早地保护血管,预防并发症的发生,降低发病风险,远期预后越好。

Q32 高血压合并心功能不全如何选择用药?

答: 高血压合并心功能不全多为舒张功能不全,由于心室肥厚和(或)合并冠心病,使左室舒张功能减退。普利类及沙坦类抗高血压药均有助于逆转左室肥厚或阻止肥厚加重。轻、中度心功能不全者,推荐使用普利类或沙坦类药物,以及β受体阻滞药;重度心功能不全者或终末期心脏病患者,另加用螺内酯或袢利尿药(如呋塞米)。

Q33 高血压合并糖尿病如何选择用药?

答: 我国糖尿病患者群中的高血压患病率为40%～50%,高血压患者常有"代谢综合征"表现:高血压、糖耐量减低、高胰岛素血症、向心性肥胖及血脂异常,这些患者更容易发展成为糖尿病。该类患者多伴有严重的靶器官损害,常需联合应用2种及以上抗高血压药,可选用普利类或沙坦类药物和地平类药物,必要时亦可选用小剂量利尿药。普利类或沙坦类药物抗高血压的同时可以明显改善血管内皮功能，改善糖代谢，降低尿微量白蛋白，延缓糖尿病肾病的发生，可以作为高血压合并糖尿病患者的首选药物；长效地平类药物对代谢无不良影响，抗高血压疗效好，也适用于合并糖尿病的老年高血压患者。要注重运动、饮食等非药物措施干预；药物治疗时尤其要注意降糖药物的副作用，避免低血糖反应；注意肝肾功能改变；对疗程长、口服降糖药物疗效减低或已有明显的并发症患者宜尽早改用胰岛素，血糖控制目标为空腹血糖＜7.8毫摩尔/升，餐后2小时血糖＜11.1毫摩尔/升。

Q34　高血压合并冠心病如何选择用药？

答： 由于冠心病是比高血压风险更大的疾病，因此需保障患者获得适当的冠心病治疗，应用阿司匹林、β受体阻滞药、他汀类药物等。β受体阻滞药应从小剂量起始，逐渐增加剂量，尽量使安静状态下心率达到55～60次/分。稳定型心绞痛伴高血压患者可加用长效地平类药物，如氨氯地平。心梗后的高血压患者加用普利类或沙坦类药物。冠状动脉严重狭窄的患者要谨慎抗高血压，一般应控制舒张压不低于60～70毫米汞柱。

Q35　高血压合并心房颤动如何选择用药？

答： 心房颤动是临床最常见的心律失常，可增加远期脑卒中、心力衰竭和全因死亡的长期危险性。高血压是目前心房颤动最重要的危险因素，因此，合并心房颤动的高血压患者更需要强化抗高血压治疗。在选择抗高血压药时，应考虑对心房颤动治疗有利的药物。研究显示普利类和沙坦类药物能显著减少心房颤动合并心力衰竭患者的心房颤动复发，并能降低脑卒中危险。合并复发性心房颤动的高血压患者的抗高血压治疗应首选普利类或沙坦类药物；合并持续性快速心房颤动的高血压患者，使用β受体阻滞药或非二氢吡啶类钙通道阻滞药（如地尔硫䓬）更有益于控制心室率。

Q36 高血压合并肾脏疾病如何选择用药？

答： 肾脏疾病的发生常由高血压长期未得到有效控制引起。合并肾功能障碍的患者，肾功能恶化和高血压相互加剧，形成恶性循环，高血压往往较难控制，通常需联合应用2～3种抗高血压药才能抗高血压达标。高血压合并肾病者，优先考虑应用普利类或沙坦类药物抗高血压，血压仍不能有效控制者，加用钙通道阻滞药或小剂量利尿药；如伴白蛋白尿，普利类或沙坦类药物往往要用到较大剂量才能有效；肾功能严重障碍者，慎用或不用普利类或沙坦类药物，可用地平类药物、利尿药等。

Q37 高血压合并脑卒中如何选择用药？

答： 病情稳定的脑卒中患者为了防止再次发生脑卒中，需要进行抗高血压、调血脂、抗血小板治疗。常用的5类抗高血压药均可用于脑卒中的二级预防，其中利尿药和地平类药物在中国应用较多，预防脑卒中效果良好。合并脑卒中患者的抗高血压治疗须注意：抗高血压药应从小剂量起始，切忌降压太快太低，以防脑供血不足。伴颅内动脉、双侧颈动脉严重狭窄的患者，抗高血压目标值应适当放宽。

Q38　高血压患者合并血脂异常应该如何治疗?

答: 低密度脂蛋白是富含胆固醇的脂蛋白,是动脉粥样硬化发生、发展的主要危险因素。调血脂治疗应将降低低密度脂蛋白作为首要目标。对于膳食控制和运动不能达到降血脂目标者,要用药物进行降血脂治疗。他汀类药物是目前降血脂治疗的主要药物,可降低总胆固醇、三酰甘油、低密度脂蛋白,升高对人体有益的高密度脂蛋白。合并血脂异常的高血压患者选择抗高血压药可优先选择普利类、沙坦类或地平类药物。

Q39　肥胖并发高血压的患者应该如何治疗?

答: 肥胖并发高血压的患者通常伴有脂代谢、糖代谢异常。故选用抗高血压药的时候,不仅要考虑抗高血压效果,还应考虑药物对代谢的影响,大剂量噻嗪类利尿药和非选择性β受体阻滞药有影响糖脂代谢的不良反应。此类患者宜应用地平类、普利类、沙坦类药物,必要时用小剂量利尿药或高选择性β_1受体阻滞药(如比索洛尔)。同时肥胖者还应通过控制膳食,积极运动等方式减轻体重。

Q40　高血压合并血尿酸增高应选择哪种药物?

答: 高尿酸血症的治疗首选改善生活方式,低嘌呤食物为主,严格控制肉类、海鲜和动物内脏等食物的摄入。避免应用使尿酸升高的药物,如利尿药(尤其噻嗪类)、皮质激素、胰岛素等。必要时可服用降低尿酸的药物,如别嘌醇。伴有尿酸升高的高血压患者选用抗高血压药时优先选用普利类、沙坦类或地平类药物。

Q41 高血压患者是否要服用阿司匹林治疗？

答： 高血压、动脉硬化、冠心病、糖尿病等疾病患者存在血液高凝状态，血小板处于易激活状态，血小板功能不同程度地增高，容易发生血栓性疾病。阿司匹林通过抑制血小板聚集来预防血栓的形成，服用小剂量的阿司匹林可有效降低高血压患者心脑血管事件的发生。

对于尚未发生心脑血管疾病的下列高血压患者，建议使用小剂量阿司匹林（75～100毫克/天）进行一级预防：① 高血压伴靶器官损害（左心室肥厚、颈动脉内膜中层增厚或斑块、血肌酐轻度升高或微量白蛋白尿、颈股动脉脉搏波传导速度≥12米/秒）或2型糖尿病患者；② 10年内缺血性心血管病发生危险＞10%的高危患者（高血压伴以下2种危险因素者：吸烟、男性≥50岁或绝经后女性、糖耐量受损或空腹血糖异常、血脂异常、肥胖、有早发心血管病家族史、高同型半胱氨酸血症患者）；③ 高血压伴慢性肾脏病患者；④ 30岁以下和80岁以上者应由医生权衡获益风险比后决定是否使用阿司匹林。

阿司匹林对心血管病二级预防的证据明确，对于高血压合并稳定型冠心病、有心肌梗死病史、缺血性脑卒中或有一过性脑缺血发作史及合并周围动脉硬化疾病的患者，需每天使用阿司匹林100毫克。

Q42 老年高血压患者在治疗过程中应注意什么问题？

答： 老年高血压患者在初始治疗应从小剂量开始，并且随后的剂量调整应较缓慢，因为老年人出现不良反应的可能性较大，尤其是高龄和体弱的患者，宜选用作用平和、缓慢的制剂，抗高血压不能太快,抗高血压程度不宜太大。不应随意调整剂量和更换药品品种,有疑问时应该及时与医生或药师沟通。

Q43　使用哪些药物可能升高血压?

答： 常见可以升高血压的药物包括糖皮质激素类(如地塞米松)、非甾体抗炎药(如布洛芬)、避孕药、抗抑郁药等,这些药物长期大量使用都可能导致血压不同程度的升高。同时一些中药(如麻黄、人参、甘草等),也会导致血压的升高,因此服用这些中药时要向医生说明情况。

Q44　抗高血压药对性功能有影响吗?

答： 一般的抗高血压药都是安全的,对性功能的影响很小,可以不考虑。但是长期服用噻嗪类利尿药、甲基多巴、胍乙啶、利血平和其他萝芙木生物碱可能发生药物引起的性功能紊乱。因此,对长期服药的高血压患者尤其是中壮年或育龄期患者,在服药期间应注意观察性功能,如感不适及时咨询医生并接受治疗以便必要时更换其他药物。

Q45　受孕了是不是就不能吃抗高血压药了?

答： 妊娠期高血压安全有效的治疗方法是非药物治疗,如限盐、富钾饮食、适当活动、情绪放松。妊娠期间的抗高血压用药不宜过于积极,治疗的主要目的是保证母子安全和妊娠的顺利进行。治疗的策略、用药时间的长短及药物的选择取决于血压升高的程度和对血压升高所带来危害的评估。接受非药物治疗措施后,血压≥150/100毫米汞柱时应开始药物治疗,治疗目标是将血压控制在(130~140)/(80~90)毫米汞柱。常用的抗高血压药有硫酸镁、甲基多巴、拉贝洛尔、美托洛尔及氢氯噻嗪等,其中硫酸镁是治疗严重先兆子痫的首选药物。但没有哪种抗高血压药是绝对安全的,因此,在使用抗高血压药期间应定期进行相应的随访评估,以便及时进行方案调整,以保证孕妇和胎儿的安全。

Q46 哺乳期能使用抗高血压药吗?

答： 一般建议避免哺乳期使用抗高血压药。如必须使用,应权衡利弊,可以选用拉贝洛尔、普萘洛尔、硝苯地平、卡托普利等。其他抗高血压药应当尽量避免使用。用药过程中需要监测婴儿的血压、心率和发育情况。

Q47 要吃的药比较多,怎么吃记不清楚,怕吃错了,怎么办?

答： 患者可以参考门诊病历或出院证明书上的记录,每天固定时间服药。家属有提醒的义务。如果患者担心看不懂的话,可以要求药师在发药时把药品的具体用法写在药盒上,按照标记的"每天×次,每次×片,××时用"来准时服药,就不用担心记错或者漏服了。

Q48 原发性高血压人群往往合并其他疾病,那么不同种类的抗高血压药分别对哪些疾病有益呢?

答： 小剂量噻嗪类利尿药,能改善高血压合并心力衰竭,特别是轻微液体潴留患者伴发的水肿。β受体阻滞药对心肌梗死有二级预防作用。普利类药物可以限制心肌梗死的大小,有助于延缓终末期肾病进展的速度(至少是糖尿病患者),地平类药物减少脑卒中发生的效果较优,且兼有抗动脉粥样硬化的作用。α受体阻滞药(如哌唑嗪)对前列腺肥大患者伴排尿困难有益。

Q49 抗高血压药会伤肾吗?

答: 很多人担心"是药三分毒",吃了抗高血压药会对肾脏带来影响。事实上,如果血压长期处于较高状态,可能会损伤肾脏血管,时间久了甚至会引发高血压性肾病。而相反,部分抗高血压药,如地平类、普利类或沙坦类药物,不仅有抗高血压作用,还有保护肾脏的作用,因此患者切不可捡了芝麻、丢了西瓜,要遵医嘱按时服用抗高血压药。

Q50 服用硝苯地平控释片后,药片随粪便排出,是不是药物没有被吸收呢?

答: 硝苯地平控释片,是采用"膜调控的推拉渗透泵原理"制备的长效制剂。其在口服后6～12小时达到峰浓度,在24小时内近似恒速释放硝苯地平,即通过膜调控的推拉渗透泵原理使药物以零级速率释放。其活性成分被吸收后,空药片完整地经肠道排出,所以看到大便中有药片框架排出,不要误以为药片未吸收而担心。

Q51 什么是β受体阻滞药的"反跳"现象?

答: β受体阻滞药主要通过减慢心率、降低心肌氧耗量达到抗高血压及心脏保护作用。适合于中青年、心率偏快的患者,对伴有心绞痛、心肌梗死后、慢性心力衰竭的患者更为适用。β

受体阻滞药主要的不良反应为疲乏、肢体冷感、心动过缓等。要注意出现心动过缓时不能突然停药,停药后会出现心率明显增快的"反跳"现象,患者会感到心慌。如果既往有冠心病,突然停药会加重冠心病,要缓慢、逐渐地减少药物剂量后停药。

Q52 要停用抗高血压药了,直接不吃就可以了吗?

答: 某些种类的抗高血压药不可以直接停用,比如β受体阻滞药的停用需要在2周内逐渐减量。由于长期使用,β受体的敏感性上调,骤然减量或停药可能出现反跳性高血压,多在停药后的2～7天发作,血压迅速恢复到治疗前的水平,甚至可能更高。还有中枢性抗高血压药可乐定,突然停用可以导致体内儿茶酚胺的大量释放,血压显著升高。因此停用抗高血压药的患者需要在医师或药师指导下进行,以避免出现不良反应。

Q53 有药物过敏史或过敏体质的人,会不会对抗高血压药过敏呢?

答: 药物与药物之间可能存在交叉过敏,因此,有药物过敏史的患者应当在就诊时告知医生。如对磺胺类过敏的患者禁止使用含有吲达帕胺成分的药物(如培哚普利吲达帕胺片等),尽量避免使用呋塞米、氢氯噻嗪等利尿药。

Q54 青少年高血压应该怎么处理,需要服用抗高血压药吗?

答: 对于青少年高血压,除了继发性高血压外,主要着重生活方式的调整,如饮食控制、减肥、避免不良生活习惯等。但是如果高血压已经合并临床症状,或非药物治疗6个月后仍然无效,就需要使用抗高血压药。普利类、沙坦类或地平类药物在标准剂量下副作用较少,一般可以选用,尽量从单药起始剂量开始用药。

Q55 应用钙通道阻滞药需要补钙吗?

答: 钙通道阻滞药(如地平类药物等)是通过阻断血管平滑肌电压依赖的钙通道,抑制血浆中的钙离子进入血管内皮细胞,来发挥抗高血压作用的。钙通道阻滞药既不影响食物或药物中钙的吸收入血、血钙向骨组织的分布,也不促进骨钙的代谢,所以不会导致钙的流失,也不会导致骨质疏松,因此不需要补钙。

Q56 有些抗高血压药如左旋氨氯地平和氨氯地平,一个名字带"左旋",一个不带,这两种药有什么区别和联系?

答: 这类药物称为手性药物,以单一对映体使用,从而达到减小剂量,降低不良事件发生风险和减轻人体对药物代谢、清除负担的作用。苯磺酸左旋氨氯地平和马来酸左旋氨氯地平的抗高血压作用是右旋体(右旋氨氯地平)的1 000倍,理论上,同等剂量下,左旋氨氯地平的抗高血压作用是1∶1外消旋体(即氨氯地平)的2倍。因此患者服用这两种药物时应当看清剂量,不要吃少或者过量了。

Q57 为什么有的药片可以掰开吃,有的却不可以?

答: 药物能不能掰开、研碎或咀嚼服用,取决于药品的剂型。为了达到控制药物释放速度的目的,控释片和缓释片都采用了独特的制剂结构,它们的优点在于使药物缓慢、源源不断地释放。例如硝苯地平,它有普通片、控释片和缓释片等多种剂型,控释片服用方便,一天只需1次,而且能稳定释放药物,有效保持血压24小时平稳。但是如果把缓释片和控释片掰开服用的话,这些独特的制剂结构就会遭到破坏,丧失缓释、控释的能力,药物将在瞬间迅速地大量释放,血药浓度快速增高,引起药理作用加强,从而产生药物不良反应,甚至引起毒副作用。而美托洛尔缓释片是通过多单元控释小丸系统,利用独特微囊技术达到缓释的效果,它由成百上千个体积很小且具有独立释放药物作用的微囊组成,掰开不会破坏微囊结构,不会影响药物释放速率,所以可任意掰开,但是不能压碎或咀嚼。如何辨别哪些药物能掰哪些药物不能掰呢?可以通过看所服的药片上是否刻有可一掰二的、较深的凹痕,刻有凹痕的药片就是可以掰开服用的,没有凹痕的就不能掰。

Q58　控释片和缓释片有什么不同吗?

答:　控释片和缓释片的含量和作用不同。缓释片作用是在体内缓慢释放,开始时溶出速度较快,血药浓度较高,抗高血压作用较强,随着时间推移,药物溶出量逐渐减少,溶出速度随之减弱,抗高血压效果也逐渐减弱。控释片是通过制剂工艺,使药物在体内匀速定量释放,血药浓度曲线更加平稳,抗高血压作用也更加平稳。

Q59　就诊当天是否应该服用抗高血压药?

答:　有些患者就诊当天要抽血化验或想让医生看一下血压情况,不服用抗高血压药去就诊。这种做法是不正确的,也是有很大危险的。首先,突然停用抗高血压药可能造成血压突然升高,容易引起心脑血管疾病突然发生,尤其是血压较高的患者。

其次,不服用抗高血压药,医生难以判断目前药物对血压的控制情况,甚至如果患者没有向医生说明当天未服用抗高血压药,可能使医生误认为患者在服药后血压仍控制不好,新增其他抗高血压药,造成治疗混乱。患者不必担心服用抗高血压药会对抽血化验造成影响,可用少量的水服用。

Q60 冬季及夏季需要调整抗高血压药吗?

答: 冬季是心脑血管系统疾病的高发期。冬季寒冷,血管收缩,加上气候干燥,体内水分相对缺失,故血压偏高;夏季炎热,血管扩张,血压会偏低。一般来说,冬季血压会比夏季高5～10毫米汞柱,如果患者冬季血压升高5～10毫米汞柱范围内,可以不用急着换药;如果血压升高在10～20毫米汞柱范围内,可以咨询医生,加大药量,避免血压波动更大;但如果血压升高大于20毫米汞柱,则需要调整抗高血压药,以将血压控制在安全范围内。患者无论在夏季,冬季都要注意清淡饮食,多饮水,定期监测血压,发现血压不稳定的情况要及时就医。

Q61 高血压患者应在家中常备哪些急救药物?

答: 高血压患者应该常备:硝酸甘油片、速效救心丸、镇静药和阿司匹林等应急药物,以便当发生心血管事件时,及时在家先行服用药物处理,必要时同时立即就诊。

Q62 复方制剂是不是效果更好一些?

答: 复方制剂是联合用药的一种方式。传统固定复方制剂有复方利血平氨苯蝶啶片(北京降压0号)、复方利血平片

（复方降压片），价格低，降压疗效明确，为基层用药的选择之一。新型固定复方制剂有缬沙坦氨氯地平、氯沙坦氢氯噻嗪、厄贝沙坦氢氯噻嗪、缬沙坦氢氯噻嗪、培哚普利吲达帕胺等。这些新型的复方制剂由沙坦类或普利类药物与低剂量利尿药或地平类药物合理搭配，使得疗效更好、副作用更低，目前在我国应用广泛。由于高血压患者往往还存在其他多种心血管事件的发生风险，故常需综合干预。常用的多效固定复方制剂常兼有抗高血压、调血脂、抗血栓等治疗作用。有报道高同型半胱氨酸血症可能与脑卒中发生有关，补充叶酸可能有助于脑卒中的预防。我国上市的多效固定复方制剂有氨氯地平阿托伐他汀、依那普利叶酸等。具体药物的选择应结合患者自身的疾病情况，在医生的指导下选择适合自己的抗高血压药。

Q63 能否靠输液来治疗高血压？

答： 有的高血压患者想依靠输几天液抗高血压。除高血压急症（如高血压危象、高血压脑病）需要静脉滴注抗高血压药以快速降压外，一般的高血压不需要输液治疗。有的患者认为输液能活血化瘀，改善循环，预防血栓。其实平常输液对预防血栓是没有作用的。长期坚持规律地口服抗高血压药并综合干预其他危险因素（如降血糖、降血脂、抗血小板等）是最好的治疗方法。

Q64 能否根据他人推荐自行购买抗高血压药？

答： 有些人患高血压后，不按医嘱服药，而是按照病友或药店的推荐用药，或者偏信广告中的"好药"；有些人认为价格越贵的药越是"好药",一味地追求新药、特效药;有些人看别人服用什么抗高血压药有效,就照搬过来为己所用,自行购买服用……这些做法都是盲目的、有害的、不安全的。目前,治疗高血压的药物种类繁多,每种药物的抗高血压机制各不相同,各有适应证和副作用。抗高血压药的选择一定要由医生根据病情,做必要的化验检查,兼顾患者的血压水平、并存的其他危险因素、伴随的靶器官损害情况,选择能有效抗高血压、对患者无不良影响而且能保护靶器官的药物。个体化治疗,才是合理的治疗方法。

Q65 吃了抗高血压药就断不了了吗?

答: 高血压患者一般须长期甚至终身治疗。如果患者确诊为高血压后自行停药,血压很可能会恢复到治疗前的高血压水平,同时血压波动过大,对心、脑、肾靶器官的损害反而更严重。若患者血压长期控制在正常水平,且长期(1年以上)保持稳定,可以在医生的指导下,逐步减少药物的剂量,但在减量的过程中要严密监测血压。同时也要注意保持健康的生活方式,合理饮食,适当运动,注意休息,避免不良刺激,防止血压波动。

Q66 血压降到正常后就可以不吃抗高血压药了吗?

答: 不可以!原发性高血压是长期慢性病,需要树立终身服药的意识,切忌擅自停药。有些患者服药后血压降至正常,就认为高血压已治愈,而自行停药。这是非常有害的做法。高血压和伤风感冒不同,高血压不能治愈,只能通过综合治疗被控制,这就需要长期甚至终身服用抗高血压药。抗高血压药只有"控制"的作用，服药后血压正常是因为药物的维持作用。停药后，血压会再次升高，血压波动过大，对心、脑、肾靶器官的损害更严重。正确的做法是：在长期的血压控制达标后，小心地逐渐减少药物的剂量和种类，一般只有那些能够严格坚持健康生活方式的患者可以减药量。在减药的过程中，必须监测血压的变化。

Q67 长期服用抗高血压药，会产生耐药性吗？

答： 抗高血压药不会引发耐药。有些患者服用抗高血压药2～3年后抗高血压效果就不理想了，无法达到控制目标，出现这种情况的可能原因是患者的病情发生了变化，如随着年龄的逐渐增长，高血压比以前重、更复杂了，或者同时患有其他疾病，服用一些其他药物，都可能会干扰抗高血压药的效果。此外，饮酒、情绪波动、体重增加也会使血压升高。因此影响血压的因素很多，并不是抗高血压药引发了耐药性，而是病情的变化使得患者之前服用的抗高血压药无法控制血压了。患者如果发现抗高血压药不管用了，必须去咨询医生。针对不同原因，采取不同的措施，必要时调整抗高血压方案。

Q68 高血压患者能凭感觉服药吗？

答： 有的患者认为，头晕可能就是血压高，需要加服药物；头不晕可能就是血压不高，不用吃药。实际上这是非常错误的想法。血压的高低与症状的轻重不一定有关系，大部分高血压患者没有明显症状。有些患者血压较高，但由于长期患有高血压，身体已经适应了，患者本身并没有不适的感觉，直到发生了严重的并发症,才有了"感觉"。血压的控制效果是通过血压计规范测量出来的,不能依赖感觉自行判断,并使用药物。没有不适感觉,并不能说明血压不高;而有不适感,也并不一定是血压高导致的。高血压患者应定期监测血压,以保证血压控制在合理水平。

Q69 有没有那种表格,列出每个抗高血压药能使血压降低多少,对着吃就可以了?

答: 抗高血压药作用因人而异。不同人对不同类抗高血压药的敏感性不同,如有的人对地平类抗高血压药比较敏感,有的人使用普利类抗高血压药疗效更佳;不同人对同一种抗高血压药的敏感性也是不一样的,主要取决于患者当前血压的高低。也就是说,血压越高,用药后血压下降幅度就越大。抗高血压药的使用不仅仅考虑把血压降下来,还要考虑到并发症的预防,因人而异。

Q70 不知道自己有没有高血压,但是年龄大了,能不能吃点抗高血压药来预防高血压?

答: 这种想法是不可取的。虽然我们周围有很多老年高血压患者,但并不是所有的老年人都有原发性高血压。抗高血压药是用来治疗高血压的,没有预防的作用。如果本身并没有高血压甚至血压偏低,自行服用抗高血压药,可能会导致低血压甚至晕厥,带来一系列不良后果。而且每个药物都有副作用,抗高血压药也不例外。如果担心自己血压高,可以去社区或卫生院请医生测量一下,以决定是否使用抗高血压药。高血压的预防主要是饮食控制,适量运动,定期体检。

Q71 服用了抗高血压药后,血压降得越快越好、越低越好吗?

答: 有些人一旦发现自己血压高了,就认为抗高血压应该越快越好、越低越好,其实不然。除非血压急剧升高导致了危险,如主动脉夹层、高血压危象等须快速降压,一般来讲,抗高血压治疗须遵循缓慢、平稳的原则,用药后4～12周达到目标值。血压下降得过快、过低,易发生脑卒中等缺血性事件,尤其是老年人。

Q72 血压控制不稳可以频繁加减药量吗?

答: 部分患者对自己的血压过分关注,测血压过频,频繁调整抗高血压药,反而影响抗高血压效果。殊不知,人体一天24小时的血压水平是不恒定的,有峰有谷,不同时间段测量血压,其数值会有不同,同时血压波动也受气候、心理、身体因素的影响。对此,不能认为是血压不稳而频繁加减药量,正确的做法是在医师的指导下调整药量。

Q73 能否停用抗高血压药,使用市场上宣传的保健品、保健仪器来抗高血压?

答: 某些人利用患者害怕西药副作用的心理,通过各种渠道,宣传鼓吹某些保健品、保健仪器不仅具有"降压疗效",还可以摆脱西药副作用的困扰。实际上,保健食品、饮品及降压器具(如降压枕头、降压手表、降压项链、降压帽、降压鞋垫等),大多不具备明确的抗高血压作用,即使有,抗高血压作用也很轻微,不能达到治疗目标。

Q74　是否有"灵丹妙药"可根治高血压?

答：　不少广告宣称,某种药物、高科技产品、保健食品或保健仪器能根治高血压,不必再吃抗高血压药,这些都是伪科学宣传。目前,全世界尚没有哪一种药物、仪器能够根治高血压。任何宣称能根治高血压的"灵丹妙药",都是虚假宣传,干扰了高血压的规范治疗,非常有害,甚至有很多人因此丧命。原发性高血压一经确诊,绝大多数患者需要长期、终身坚持非药物和药物治疗。

Q75　高血压患者在接受抗高血压药治疗过程中可以喝酒吗?

答：　长期过量饮酒是高血压等心血管病发生的危险因素,饮酒还可对抗药物的抗高血压作用使血压不易被控制;戒酒后,除血压下降外,药物对患者的治疗效果也大为改善。高血压患者最好不饮酒。如饮酒,建议少量。不得不饮酒时,要尽量放慢饮酒速度,避免"干杯"或"一口饮",饮酒要伴餐,减缓酒精的吸收速度,减轻酒精对胃的刺激。不饮高度烈性酒。

Q76　只要服用抗高血压药,就一定有效果了?

答：　有些人以为只要服药就万事大吉,再也不用担心了,不关注自己的血压值,不定期测量血压,这是非常错误的想法。抗高血压原则强调个体化用药,其中一项便是坚持定期对血压进行监测并记录,以便掌握用药与血压变化的关系,并了解需要用多大剂量或怎样联合用药才能使血压稳定在理想水平。

Q77 治疗高血压是吃西药好还是中药好?

答： 常有一些高血压患者由于害怕西药副作用大,不愿长期服用西药,更倾向于服用中药降压;还有一些患者认为中药抗高血压作用很弱,不如西药效果好。究竟是吃西药抗高血压效果好还是吃中药好? 这是很多高血压患者都面临的疑惑。要解答这个问题,我们首先要了解为什么要服用抗高血压药。临床上,高血压患者除了会出现头晕、头痛等症状之外,还有可能会发生心、脑、肾等器官的损害,发生如心衰、脑卒中、尿毒症等各种并发症。研究发现,如果只进行单纯的抗高血压治疗,即使把血压降到了正常水平,上述并发症的发生也不会有明显减少。高血压患者在控制血压的同时,如何进一步减少心、脑、肾及四肢动脉的病变,是高血压治疗的关键点之一。我们服用抗高血压药主要有两大目标,一是把血压降到正常水平,二是减少并发症的发生。

目前用于降压的西药有上百种,如利尿药、钙通道阻滞药等,这些药物抗高血压效果都不错,多数患者服药后,血压可以迅速降至正常水平。但是,西药在改善头晕、头痛等症状上效果欠佳。另外,长期服用西药,很可能会发生一些不良反应,如干咳、高钾血症、心衰等。虽然中药的抗高血压力度不如西药那么强,但中药的优势在于可以缓解西药迅速降压带来的不良反应,以及很好地预防心、脑、肾等疾病的并发,从而达到"协同降压,减毒增效"的目的。中药的应用是以中医辨证论治为基础的,强调整体治疗,例如当高血压患者出现头痛、头晕、失眠、烦躁等症状时,中医认为是由肝肾阴虚、阴虚阳亢、阳亢化风所致,通过清热泻火等方法治疗,可使患者血压下降的同时,上述症状也随之改善。因此,不论是服用西药还是中药,都应当严格遵照医嘱,在医生或药师的指导下,按照正确的用法用量规律服药。

Q78 哪些中成药可用来治疗高血压？该如何合理选择？

答： 高血压可归属于中医"眩晕""头痛""肝阳"等病证范畴，主要表现为肝火上炎、阴虚阳亢、气阴两虚、脾肾阳虚、痰湿中阻、淤血内阻等方面，治疗方法有平肝潜阳、祛痰通络、活血化瘀、清利肝胆湿热等。中医应用中成药治疗高血压时，需要根据不同的临床表现和症状特征，确定基本的证型，以选择相应的药物。目前临床上常用的具有降压效应的中成药主要有平肝熄风类、活血化瘀类、化痰类、清热类、补益肝肾类和养血熄风类等。

如果患者平时经常急躁易怒，并伴有头痛、面红、口苦，小便短赤和大便干结等情况，很大可能属于肝火上炎证，此类患者可以选用清泻肝火功效为主的中成药，如牛黄降压丸、龙胆泻肝丸、清肝降压胶囊等。如果患者以手脚麻木和头痛等症状为主，并伴有冠心病、动脉粥样硬化等心脑血管系统并发症，甚至有明显口唇青紫的情况，属于血瘀证的可能性比较大，一般来说老年患者较常表现为血瘀证，此类患者可选用活血化瘀类中成药，如心安胶囊、心脉通片、银杏叶片等。如果患者主要有腰酸腿沉、失眠健忘或者伴有手足心热、盗汗潮热等更年期综合征的表现，属于肝肾亏虚的可能性较大，此类患者可服用补益肝肾类中成药，如六味地黄丸、天麻首乌片、补肾益脑丸等。如果患者主诉气短乏力、心烦眩晕，或者食欲不佳、爱出汗，易感冒，则很可能属于气血两虚证，根据病情的严重程度，还会表现出面色恍白、声音低微、排便困难等症状，此类患者可选用益气养血类中成药，如养血清脑颗粒、八珍丸、人参归脾丸等。

总而言之，在选择中成药治疗高血压时，一定要根据不同的症状表现，进行辨证论治。有时某一位高血压患者可能兼具好几种症状,如果简单地定义为某个单一的证型而选用某一种功效的中成药,往往无法达到整体治疗的效果,并且错用、滥用中成药都会增加药物不良反应的发生风险。因此,建议广大患者还是应该在医生的指导下合理地选用降压中成药,切不可盲目擅自服用。

Q79　中药葛根有抗高血压的功效吗?

答: 葛根习称野葛,为豆科植物野葛的干燥根,其味甘、辛,性凉,归脾、胃、肺经,具有解肌退热、生津止渴、升阳止泻、通经活络的功效。其气轻浮,能鼓舞脾胃清阳之气上行,可用于高血压脑病,并对头晕头痛、肢体麻木、耳鸣等症状有良好的改善效果,临床上常用来治疗高血压患者眩晕头痛、视物昏花、项背不舒等症。

葛根中主要含有大豆苷、葛根素等黄酮类化学成分,还含有氨基酸、花生酸等。现代医学研究发现,葛根具有扩张血管、改善循环、降低血压等多种药理活性。需要注意的是,葛根素对胃肠黏膜有一定的损伤作用,古代医家也曾说葛根"不可多服,恐损胃气",因此,建议高血压患者每天葛根服用量以10~15克为宜,不宜过量服用。

Q80　中药黄芪对血压有双向调节作用吗?

答: 黄芪为豆科植物蒙古黄芪或膜荚黄芪的干燥根,味甘,性微温,归肺、脾经,具有补气升阳、益卫固表、托毒生肌、利水消肿的功效,迄今已有2 000多年的药用历史。黄芪含有丰富的营养成分,如黄芪总苷、大豆皂苷、胡萝卜苷、β-谷固醇、棕榈酸等,还含有蔗糖、葡萄糖醛酸等多种碳水化合物以及铁、锰、锌等多种微量元素。现代药理学研究表明,黄芪对机体细胞代谢、核酸代谢、蛋白质代谢等均有积极的影响作用,可以提高机体免疫功能,对血管、血压的影响尤为明显。

研究发现,不同剂量的黄芪具有双向调节血压的作用,黄芪轻用可升压,用量不宜超过15克;重用则降压,用量不宜少于30克。有学者认为,血压升高属于机体自我调节的一种反应,高血压是脏腑阴阳失调的结果,治疗原发性高血压重用黄芪的目的在于调节脏腑阴阳平衡,改变"重要器官血流供求矛盾的严重脱节",并有效缓解"血压升高导致的血管反应",从而获得降压之良效。但应注意一点,黄芪重用可降压之功效仅适用于气虚痰浊型高血压,其他证型如为肝阳上亢或有内热之高血压则不适用,临证时应立足于中医辨证论治的基础上审慎运用,切忌墨守成规。

Q81　中药钩藤用于抗高血压时为什么不宜久煎?

答: 钩藤为茜草科植物钩藤及其同属多种植物的干燥带钩茎枝,其性味甘凉,归肝、心包经。钩藤熄风止痉之力较强,兼具清热平肝的功效,适用于原发性高血压证属肝阳上亢者,对高血压引起的眩晕、头痛、头胀、目赤、失眠等症状具有很好的疗效。

明代《本草汇言》中记载钩藤"久煎便无力,俟他药煎熟十余沸,投入即起,颇得力"。可见钩藤不宜久煎的说法由来已久,历代医家在用药实践中都很注重钩藤的特殊煎法。现代医学研究表明,钩藤含有多种吲哚类生物碱成分,其主要降压成分为钩藤碱和异钩藤碱,钩藤碱与异钩藤碱的分子结构中均含有酯键,长时间煎煮时，酯键会部分水解，导致生物碱含量下降，影响其功效。因此钩藤入汤剂应后下，第一煎可在煎药结束前5～10分钟加入钩藤，第二煎煮沸20分钟为宜，这样既考虑到钩藤的受热时间，又兼顾到其他成分的浸出。我们在服用中药时应注意一些药物的特殊煎服要求，掌握正确的用药方法才能取得理想的疗效。

Q82 中药决明子的抗高血压机制是什么？可用于所有高血压患者吗？

答： 决明子别名草决明、羊明、千里光等，来源于豆科植物决明或小决明的干燥成熟种子，《神农本草经》中将其列为上品，其味甘、苦、咸，性微寒，归肝、大肠经，具有清热明目、润肠通便的功效。决明子既能清泄肝火，又能疏散风热，兼益肾阴，能够清肝热而不伤阴，适用于原发性高血压肝火上炎证，伴有目赤肿痛、视物模糊、羞明流泪等症状的患者。由于其兼有润肠通便的作用，对于兼有便秘的中老年高血压患者尤为适宜。研究表明，决明子中含有蒽醌类、萘并吡咯酮类、脂肪酸类及氨基酸类等成分，其中低聚糖、蛋白质及蒽醌苷类成分具有良好的降压活性。此外，研究发现决明子还具有降血脂、抗血小板聚集、保肝、抗菌等多种生物活性，其保健功能日益受到人们的重视。

决明子可作为保健饮品的原料，常饮决明子茶，能促进血压正常、大便通畅、明目助眠。决明子茶的泡法十分简单，只要用15～20克决明子用热开水冲泡即可，也可依个人喜好放入适量的糖，当茶饮用，每天数次，若能配上枸杞子、菊花等，效果更佳。不过，决明子性微寒，容易发生腹泻和胃痛等，脾胃虚寒、体质虚弱的患者及孕妇不宜服用。

Q83　补益肝肾的中药杜仲也有降压功效吗?

答： 杜仲来源于杜仲科落叶乔木植物杜仲的干燥树皮,其味甘,性温,归肝、肾经,具有补肝肾、强筋骨、安胎等功效。杜仲是一味古老的名贵中药材,因其滋补强壮的作用被广泛应用于中医临床。由于其作用以益精气、强肾补肝为主,故适用于原发性高血压以肝肾不足为主要表现的患者,中医临床上常与牛膝、桑寄生、白芍等药物合用,以加强补益肝肾的作用。曾有学者将杜仲与人参的地位并列,并将杜仲誉为"世界上最高质量的天然抗高血压药"。药理实验和临床研究证实,杜仲的提取物、水煎剂和酊剂,对高血压的治疗有效率均在80%以上。杜仲的抗高血压作用平稳、无毒,可用于广大高血压等心脑血管疾病患者,对肾虚、体虚乏力、腰膝酸软、失眠多梦、免疫力低下的患者尤其适用。但要注意的一点是,杜仲性温,肾虚火炽、内热血燥等阴虚火旺者应慎服。

Q84　罗布麻叶抗高血压效果好吗? 有没有副作用?

答： 罗布麻叶为夹竹桃科植物罗布麻的干燥叶,性味甘、苦,凉,归肝经。具有平肝清热、降压安神、强心利尿的功效。临床上常用于治疗肝阳上亢型或肝火上炎型高血压,症见头痛眩晕、脑涨烦躁、失眠、肢体麻木、小便不利等。罗布麻叶可单用以开水冲泡当茶饮,也可与野菊花、钩藤、夏枯草等配伍,对原发性高血压及高血压合并冠心病、水肿等均有良好的疗效。

《陕西中草药》曾记载罗布麻"味淡涩,性凉,有小毒",但已有研究通过大鼠亚急性毒性试验证实罗布麻叶无毒。罗布麻叶及其制剂较为安全,副作用小,但罗布麻叶性凉,脾胃虚寒者不宜长期服用。罗布麻叶日服用量宜控制在10～15克,若用量过大,可能会出现恶心、呕吐、腹泻、上腹不适等不良反应,如出现上述症状,建议立即停用,并及时咨询医生或药师。

Q85 天麻可用作药膳来抗高血压吗?

答: 天麻亦名赤箭,作为中药材始载于《神农本草经》,为兰科多年寄生植物天麻的干燥块茎,须与蜜环菌共生。天麻味甘,性平,归肝经,长于熄风止痉、平抑肝阳、祛风通络。天麻止痉作用较强,药性平和,凡肝风内动者,无论寒热虚实皆可配伍应用。因其能平肝潜阳,并可止痛,适用于肝阳上亢型原发性高血压,对肝阳上亢所致的头痛、眩晕等症具有很好的疗效。

天麻是一味很好的抗高血压药膳材料,一般我们可将天麻切成薄片,单独或与其他滋补食品一起,用有盖的容器隔水炖服。常见的药膳做法有天麻炖鸭子、天麻炖猪脑、天麻炖鱼汤等,还可将天麻加清水煮粥食用,对高血压患者很有益处。天麻虽好,但也不可滥用。有些不法商贩将天麻说成是包治一切眩晕头痛的万能灵药,这是不可信的。在实际应用中,还是应该在医生的指导下,根据病情需要进行合理的配伍,辨证应用,才能使天麻的药用保健价值得到最好的发挥。

Q86 绞股蓝可作为家中常备的抗高血压保健品吗?

答: 绞股蓝为葫芦科多年生蔓生草本植物绞股蓝的干燥根茎或全草,其味微甘,性凉,具有益气健脾、平肝利胆、清热解毒等功效。在我国,主要分布在南方省份,民间有"南方人参"之称。目前,绞股蓝被大量用于医疗保健领域,对中老年人来说,是尤为适宜的常备保健佳品。

绞股蓝中含有丰富的皂苷类、糖类、黄酮类、氨基酸、蛋白质、脂肪、无机元素、纤维素和维生素等成分。根据对绞股蓝提取物所进行的临床研究发现，绞股蓝具有降血脂、调节血压、防治血栓、调节血糖、延缓衰老、促进睡眠、提高免疫力等多种调节人体生理功能的生物活性，尤其在抗高血压方面有不错的疗效。服用绞股蓝的方法很多，已有绞股蓝片剂和绞股蓝茶等上市，患者在家庭食疗中应用绞股蓝时不仅可以煮水饮用，还可调配入汤汁、菜肴之中，长期服用能取得良好的抗高血压效果。

Q87　经常喝枸杞子泡水可以防治高血压吗？

答：枸杞是人们对商品枸杞子、植物宁夏枸杞、中华枸杞等枸杞属植物的统称。宁夏枸杞是唯一载入2015年版《中国药典》的品种。人们日常食用和药用的枸杞子多为茄科植物宁夏枸杞的干燥成熟果实。枸杞子味甘，性平，归肝、肾经，具有滋补肝肾、益精明目的功效。由于枸杞子能补肝肾之阴，尤善补益精血，故多用于血虚证或肝肾虚损、精血不足者。原发性高血压患者有肝肾阴虚之腰酸遗泄、自汗盗汗、视物模糊、眼花耳聋等症状时可以选用枸杞子配伍其他补益肝肾的药物联合应用。

枸杞子含有丰富的营养成分，如胡萝卜素、维生素 B_1、维生素 B_2、维生素 C 等，还含有亚油酸、甜菜碱、氨基酸及多种微量元素，是一味应用十分广泛的"药食两用"佳品，常被加工成各种食品、饮料、保健品等，平时可以用来泡水喝、煮粥、煲汤、泡酒等。虽然枸杞的滋补作用很好，但过量食用会引起上火，甚至流鼻血，所以也应注意适量服用。

Q88 野菊花泡茶饮用可以抗高血压吗？

答： 野菊花又名山菊花、千层菊、黄菊花等，来源于菊科植物野菊的干燥头状花序，味苦、辛，性微寒，归肝、心经。野菊花具有清热解毒、清泻肝火的作用，中医临床常配伍其他平肝降压之品用于治疗高血压肝阳上亢证，能明显改善失眠、头痛、头胀、眩晕等症状。

野菊花既可作为中药，也能作为保健品，人们常将其泡茶饮用。有很多人捧着野菊花茶一喝就是一天，这种喝法其实是不对的，高血压患者最好在15：00之前喝。根据中医理论，每天15：00和17：00分别是膀胱经与肾经开始当令，在肾气上升的情况下，人体自身对血压就有一个很好的调节。此外，医学界普遍认为，人体血压到了午后会偏低，已经服用了抗高血压药的患者，午后不宜再喝野菊花茶让血压更低了。冲饮野菊花茶，一般1次取3～5克就足够了，即20～40朵。虽然野菊花茶价廉又实用，但最好不要长期连续饮用。喝菊花茶1个月左右，就该减量或换饮其他茶，如气血虚的人可以加点枸杞子等。因为野菊花性苦微寒，长期服用或用量过大时，可能会伤及脾胃阳气，出现肠胃不适、大便稀溏等不良反应，平时怕冷、手脚发凉、脾胃虚弱、食少泻泄等虚寒体质者不宜大量饮用。

任刘丽 赵亚子 孙 立 黄 燕 杨昭毅

参考文献

陈新谦,金有豫,汤光.新编药物学.17版.北京:人民卫生出版社,2011.

希恩.C.斯威曼.马丁代尔药物大典.35版.李大魁,金有豫,汤光译.北京:化学工业出版社,2009.

国家卫生计生委合理用药专家委员会,中国医师协会高血压专业委员会.高血压合理用药指南.2版.中国医学前沿杂志,2017,9(7):128-126.

中国老年学和老年医学学会,心脑血管病专业委员会中国医师协会心血管内科医师分会.老年高血压的诊断与治疗中国专家共识.2017版.中华内科杂志,2017,56(11):885-893.

包星海,栾立标.对药物缓控释制剂的研究进展.当代医药论丛,2017,(15):36-37.

陈捷.单味中药治疗高血压研究现状及进展.海峡药学,2012,24(6):225-227.

国家基本公共卫生服务项目基层高血压管理办公室基层高血压管理专家委员会.国家基层高血压防治管理指南.中国循环杂志,2017,32(11):1041-1048.

美国儿科学会.2017 AAP临床实践指南：儿童和青少年高血压的筛查和管理.Pediatrics,2017,140（3）：e20171904.

王芳，宋俊伟，王新生.社区高血压患者用药依从性及影响因素分析.中国公共卫生管理,2017,（2）：214-216.

吴兆苏，霍勇，王文，等.中国高血压患者教育指南.中国医学前沿杂志,2014,603：78-110.

袁千，王凌.中国药典2015年版收载治疗高血压的中成药用药特点研究.中国现代应用药学,2017,34（4）：530-532.

张宇清，陈肯.对2017年美国新版高血压指南的解读与思考.中国循环杂志,2018,33（23602）：107-109.

中国医师协会肾内科医师分会，中国中西医结合学会肾脏疾病专业委员会.中国肾性高血压管理指南2016.简版.中华医学杂志,2017,97（20）：1547-1555.